Jakob Kandlbinder

Selbstbehauptung und Deeskalation

Sinnvolles Verhalten in Konflikt-, Krisen- und Gefahrensituationen
Ein Praxisbuch für Alltag und Beruf

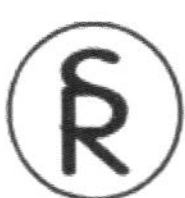

Telos Verlag Dr. Roland Seim M.A.
- Verlag für Kulturwissenschaft -
Münster
2025

Die Deutsche Nationalbibliothek verzeichnet diese Publikation; detaillierte bibliografische Daten sind im Internet über **www.dnb.de** abrufbar.

4. Auflage, 2025

Telos Verlag Dr. Roland Seim M.A. · Königsberger Str. 118 · 48157 Münster
www.telos-verlag.de · mail@telos-verlag.de

Covergestaltung: Jakob Kandlbinder
Photo: www.pixabay.com

Druck: TZ-Verlag & Print GmbH · Bruchwiesenweg 19 · 64380 Roßdorf bei Darmstadt

Printed in Germany

ISBN 978-3-933060-50-1

Nichts passiert aus heiterem Himmel, es sei denn, man kennt das Wetter nicht.

(Ulrich Elbing)

Inhaltsverzeichnis

EINLEITUNG

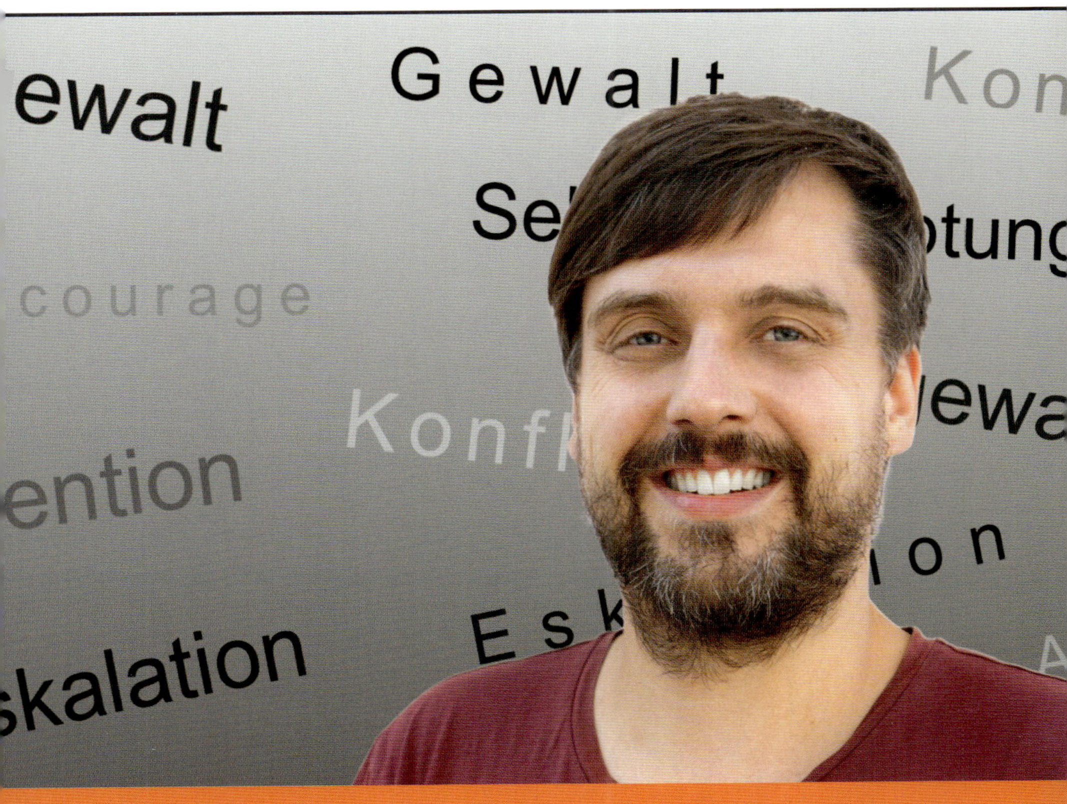

Dieses Buch soll dein Handlungsrepertoire für Situationen erweitern, in denen es zu Gewalteskalation kommen kann, damit du zukünftig sicherer und selbstbewusster agieren kannst.

Zu meiner Person

Mein Name ist Jakob Kandlbinder, ich bin 1976 im Bayerischen Wald geboren und ich lebe mit drei quietschfidelen Kindern im niederbayerischen Pfarrkirchen. Von Beruf bin ich Diplom Sozialpädagoge (FH) und arbeite seit fast 20 Jahren in der aufsuchenden Jugendsozialarbeit und Sozialarbeit (auch Streetwork genannt). Bis zum Jahr 2019 war ich nebenberuflich für die Landeskoordinierungsstelle Bayern gegen Rechtsextremismus tätig und seit mehreren Jahren arbeite ich selbstständig mit Mehrfach- und Intensivtäter-Innen von Gewalt und schule verschiedene Zielgruppen vor allem zu den Themen Deeskalation und Selbstbehauptung.

Wie bin ich zu „Deeskalation" und „Selbstbehauptung" bekommen?

Vor ca. zehn Jahren habe ich angefangen mich mit dem Themenkomplex Gewalt auseinanderzusetzen. Daraus hat sich unter anderem mit „WIR gegen Gewalt" ein fünfstündiger Schulworkshop entwickelt, in dem bisher mehr als 11.000[1] SchülerInnen Deeskalation und Selbstbehauptung trainieren konnten. Aufgrund des großen Bedarfs habe ich vor einigen Jahren angefangen selbständig als Berater, Ausbilder, Referent und Trainer in den Bereichen Selbstbehauptung, Deeskalation, Opferschutz, Gewaltprävention, Antiaggression und Zivilcourage zu arbeiten.

Wozu dieses Buch?

Wir leben in einem der sichersten Länder der Erde, aber trotzdem sind die Chancen, im Laufe eines ganzen Lebens zumindest einmal Opfer von Gewalt zu werden, gar nicht so gering. Gerade junge Menschen und Frauen haben dabei das größte Risiko. Etwa zwei Drittel aller Gewalttaten spielen sich dabei innerhalb Familie und Partnerschaft ab. Aufgrund der komplizierten Beziehungs- und Abhängigkeitsverhältnisse ist es hier wichtig, so schnell wie möglich professionelle Hilfsangebote zu nutzen. Am Ende des Buches habe

---

[1] Stand: Frühjahr 2021.

ich deshalb entsprechende Kontakte zusammengetragen. Bei den übrigen Gewalttaten, bei denen wir es in der Regel mit fremden, flüchtig bekannten oder gerade kennengelernten Tätern zu tun haben, besteht mit bis zu 90 Prozent eine große Chance, ohne schlimmere Folgen davonzukommen. Die Voraussetzung dafür ist allerdings, dass man in der jeweiligen Situation auf Verhaltensweisen und Fertigkeiten zurückgreifen kann, die zu einer (frühen) Gefahrenwahrnehmung, einer Gefahrenvermeidung, einer Deeskalation und einer Gefahrenabwehr beitragen. Und genau hier möchte ich mit meinem Buch ansetzen. Es soll unterschiedliche situations- und alltagsgerechte Strategien für die Praxis vermitteln. Und soviel kann ich schon einmal verraten: Es geht dabei nicht um Körpergröße, Muskelkraft oder komplizierte Selbstverteidigungstechniken.

Aufbau des Buches

Obgleich auch wissenschaftliche Begriffe, Modelle und Theorien Einzug gehalten haben, liegt der Schwerpunkt dieses Werkes eindeutig in Informationen, praktischen Tipps, Experimenten und konkreten Handlungsanweisungen, die dein Handlungsrepertoire für brenzlige Situationen erweitern sollen, damit du zukünftig sicherer und selbstbewusster agieren kannst. Deshalb habe ich ganz bewusst auf Themen verzichtet (z.B. Ursachen oder Auswirkungen von Gewalt), aus denen sich keine Ansätze ableiten lassen, die in Konflikt- und Gefahrensituationen zu einer Gefahrenvermeidung oder Deeskalation beitragen können. Damit das Buch und dessen Inhalte verständlich und überschaubar bleiben, habe ich viele Beispiele aus meiner Praxis einfließen lassen und zugleich den Theorieanteil so kurz wie möglich bzw. so lang wie nötig gehalten. Wer weiterführende Informationen zu einem bestimmten Themengebiet sucht, wird sehr wahrscheinlich in meinem kommentierten Literaturverzeichnis fündig werden.

Für wen ist dieses Buch?

Du interessierst dich für Gewalt und dessen Lösungsstrategien? Du hast einen Beruf, in dem du mit Gewalt konfrontiert wirst? Du möchtest Wissen an deine Kinder oder an deine/n PartnerIn weitergeben? Du fühlst dich in manchen Situationen unsicher, weißt nicht, was zu tun ist, oder reagierst aufbrausend? Du bist selbst ein/e DeeskalationstrainerIn oder möchtest es werden? Dann bin ich mir sicher, dass du das eine oder andere Interessante und Hilfreiche in meinem Buch finden wirst.

Warum duze ich dich?

Ich habe mich entschieden, die LeserInnen dieses Buches zu duzen, genauso wie ich es in meiner Arbeit in den Antigewalttrainings und Deeskalationsschulungen mache. Der Grund dafür ist, dass in dieses Werk auch mein ganz persönlicher Umgang und meine eigenen Erfahrungen und Erlebnisse mit Gewalt und Konflikten eingeflossen sind, damit du meine Gedanken und meine Ausführungen besser nachvollziehen kannst. Zudem glaube ich, dass Gewalt an sich immer ein sehr persönliches Thema ist und ich dich mit einem „du" unmittelbarer erreichen kann.

Falls du beim Lesen des Buches **Fragen, Anregungen** oder **Kritik** hast, freue ich mich sehr über eine Nachricht per Mail an:

kontakt@gewaltpraevention-niederbayern.de.

Willst du dich über meine Arbeit informieren, dann wirf einen Blick auf meine Webseite:

www.gewaltpraevention-niederbayern.de

Vielen Dank, dass du dich für mein Buch interessierst, und pass gut auf dich auf!

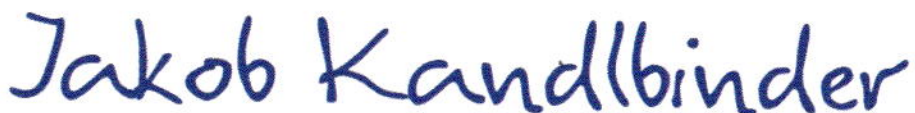

Da der Begriff **Selbstbehauptung** leider eine hohe Unschärfe aufweist, wird im Kontext von Konflikt- und Gefahrensituationen zumeist von **Deeskalation** gesprochen.

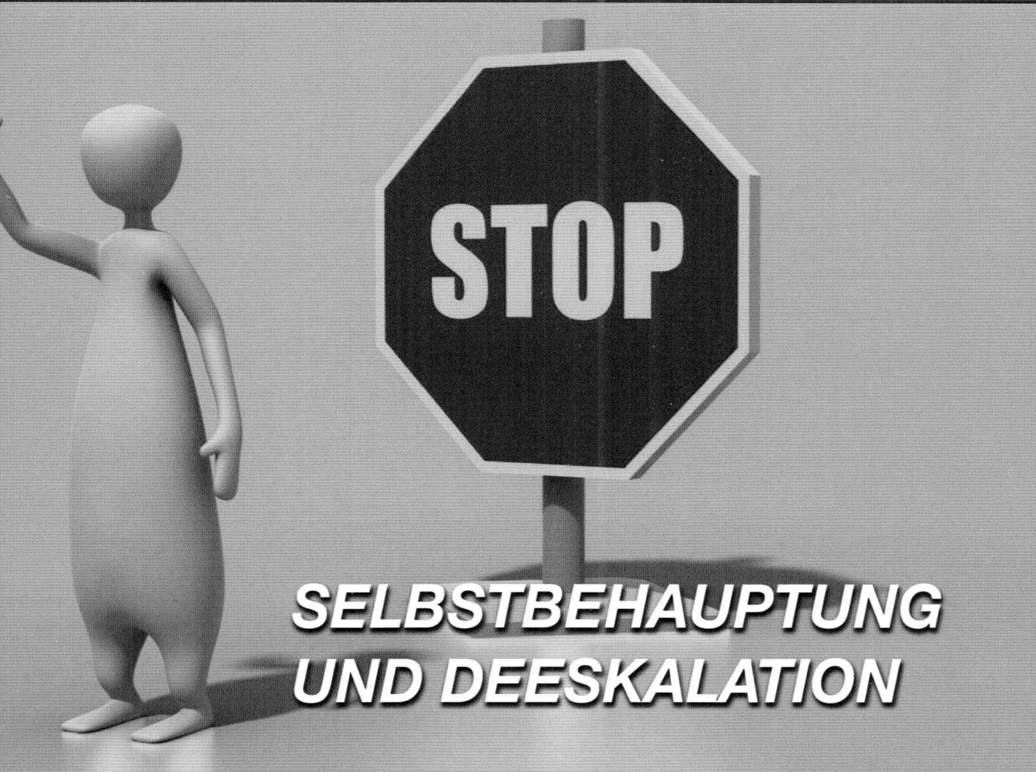

Viele Menschen benutzen die Begriffe Selbstbehauptung und Deeskalation, wissen dabei aber nicht, was genau es damit auf sich hat.

Unter **Selbstbehauptung** versteht man die Fähigkeit, sich in grenzüberschreitenden Situationen der eigenen Grenzen, Rechte und Möglichkeiten bewusst zu sein und diese deutlich machen zu können. Sie kommt sowohl im beruflichen als auch im privaten Kontext zum Tragen, z.B. bei alltäglich stattfindenden Konfliktsituationen im Büro oder in der Partnerschaft, und ist Grundvoraussetzung, um sich z.B. vor sexueller und sexualisierter Gewalt zu schützen.

Da dieser Begriff sehr weit gefasst ist und eine hohe Unschärfe aufweist (z.B. konzentriert er sich nur auf die eigene Person), werde ich in diesem Buch immer dann, wenn es um sinnvolles Verhalten in Konflikt- und Gefahrensituationen geht, den Begriff der **Deeskalation** verwenden. Darunter fallen alle Handlungen, Verhaltensweisen und Maßnahmen, die dazu beitragen können, dass ein Konflikt oder eine Gefahr gar nicht entsteht, abgeschwächt wird oder eine Wiederholung, d.h. eine Rückkopplung bzw. ein Teufelskreis, verhindert wird.

Eine **Deeskalation** findet auf diesen **fünf Ebenen** statt:

1. Wahrnehmung:
   (Korrekte) Wahrnehmung des Konflikts, der Gefahrensituation und der Handlungen der beteiligten Personen durch unsere Sinnesorgane (siehe Kapitel Wahrnehmungsfehler und Körpersprache).
2. Emotional:

- Wahrnehmung der Gefühle (siehe Kapitel Intuition).
- Wahrnehmung von Stress (siehe Kapitel Stressmodell von Gewalt).

3. Kognitiv:

- Analyse der Situation und Einschätzung und Bewertung von Risiken (siehe Kapitel Frühwarnsignale und Risikoeinschätzung und Ampelmodell von Gewalt).
- Analyse der Phasen von Gewalt (siehe Kapitel BCC-Phase, Eskalationsmodelle nach Glasl und Breakwell).

- Auswahl der Deeskalationsstrategie (siehe Kapitel Deeskalations- und Konflikttypen, kommunikative Statuswippe).
- Erkennen eigener eskalativer Verhaltensmuster (siehe Kapitel persönliche Achillesferse und Selbstkontrolle).

4. <u>Kommunikativ:</u>

- Absprachen, um zukünftige Konflikte besser deeskalieren zu können (siehe Kapitel Vorfelddeeskalation).
- Kommunikative Deeskalation in der Auslöse- und Eskalationsphase (siehe Kapitel kommunikative Deeskalation).
- Kommunikation in der Eigen- und Fremdsicherung und Zivilcourage (z.B. andere um Hilfe bitten oder Situation öffentlich machen; siehe Kapitel Zivilcourage).
- Nachbesprechung und Aufarbeitung von Konflikten und Konfliktverhalten, damit sich Situationen nicht wiederholen (siehe Kapitel Vorfelddeeskalation).

5. <u>Körperlich</u>:

   Flucht, Abstands- und Selbstverteidigungstechniken (siehe Kapitel Mindestabstand, Notwehr und Selbstverteidigung).

Die **BCC-Phase** bezeichnet den Zeitraum des ersten Kontaktes zwischen potentiellem Opfer und Täter und der möglichen Gewalthandlung.

BCC-PHASE

Viele gehen davon aus, dass wir auf den Ausgang einer Gefahren- oder Konfliktsituation kaum bis wenig Einfluss haben. Fast immer gibt es aber einen gewissen Zeitraum, in dem wir agieren und so die Situation beeinflussen können.

Du wirst dich beim Lesen dieses Buches evtl. des Öfteren fragen: „Bleibt mir für das, was der Autor hier rät, überhaupt die Zeit, um es umzusetzen?" Die Gewaltforschung spricht explizit von der sog. BCC-Phase (Time Between Contact and Crime), d.h. dem Zeitraum des ersten Kontaktes zwischen einem möglichen Opfer und Täter und der möglichen Gewalthandlung. Die Existenz dieser Phase ist gewissermaßen die Voraussetzung dafür, dass wir nicht schicksalsgläubig sein müssen, sondern dass wir durch unser Handeln und Verhalten in der Lage sind, gefährliche Situationen zu beeinflussen. Studien belegen, dass ca. 90 Prozent der Übergriffe durch fremde, gerade kennengelernte oder weitläufig bekannte Personen durch kluges Verhalten verhindert oder zumindest so beeinflusst werden können, dass keine größeren Verletzungen entstehen. Ich bin mir auch ziemlich sicher, dass dir aus deinem Alltag und aus deiner Vergangenheit viele unterschiedliche Varianten der BCC-Phase geläufig sind, wie z.B. Konflikte auf dem Schulweg, unangenehme Begegnungen beim Spazierengehen, in Bus oder Zug, beim Besuch einer Party, Disco, Kneipe oder eines Volksfestes. Oft wird es so gewesen sein, dass die eigentliche Gewalthandlung (z.B. ein Schlag oder eine sexuelle Belästigung) kurze oder auch längere Zeit nach der Kontaktaufnahme (z.B. ein herablassender Blick, eine Beleidigung, eine Bedrohung, eine obszöne Geste, eine sexuelle Anmache, ein Streitgespräch oder auch eine unangebrachte Näherung oder Berührung) passiert ist. Häufig war es evtl. so, das hoffe ich zumindest, dass dann auch nichts oder zumindest nichts Schlimmeres passiert ist, weil du die BCC-Phase dafür genutzt hast, die Situation positiv zu verändern.

Darstellung der BCC-Phase mithilfe des **AAA-Modells**:

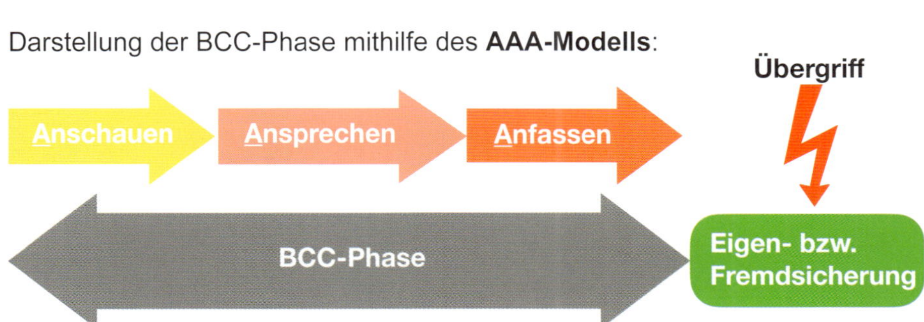

Mit diesem Modell lassen sich vor allem Übergriffe durch fremde, gerade kennengelernte oder weitläufig bekannte TäterInnen darstellen. In der ersten Phase baut der/die AggressorIn Blickkontakt auf und scannt sein/ihr potentielles Opfer und das Umfeld (nach relevanten Eigenschaften des Opfers, wie z.B. Wehrhaftigkeit, und ob potentielle HelferInnen in der Nähe sind). Daraufhin wird das Gegenüber angesprochen (z.B. werden Fragen gestellt oder beleidigende Aussagen getroffen). In der Phase bevor der eigentliche Übergriff (Schläge, sexuelle Belästigung usw.) stattfindet, wird in der Regel in die intime Zone eingedrungen (siehe Kapitel Mindestabstand) und es kann auch schon zu einem körperlichen Kontakt oder zu Berührungen kommen. Kommt es dann zu einem Übergriff (sexuelle Belästigung, Schläge usw.), kann, obwohl die BCC-Phase vorbei ist, natürlich weiterhin in das Geschehen eingewirkt werden (z.B. durch Weglaufen, Hilfe holen, Selbstverteidigung usw.).

Auch mit einem **angepassten Modell nach Breakwell**[2], mit dem sich auch Konflikte und Krisen innerhalb einer Gruppe (z.B. in einem Jugendzentrum) oder mit Personen, mit denen uns eine berufliche Beziehung verbindet (z.B. als BetreuerIn in einer Wohngruppe), nachstellen lassen, können wir die BCC-Phase herausarbeiten:

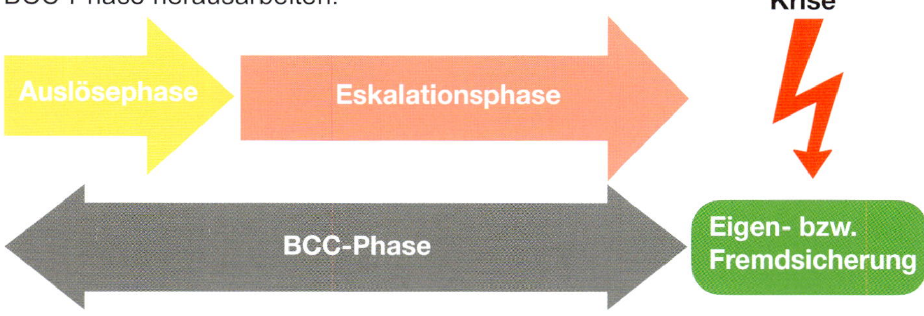

Ein versehentliches Anrempeln könnte hier die Auslösephase symbolisieren. Anschießende Diskussionen, gegenseitige Schuldzuweisungen, Beleidigungen und weitere Rempeleien wären dann zentrale Elemente der Eskalations-

[2] Das Modell nach Breakwell werden wir uns am Ende des Buches noch genauer anschauen.

phase. In der Krise könnte es dann zu einer handfesten Schlägerei kommen.

In den nachfolgenden Kapiteln dieses Buches möchte ich dir vor allem Informationen, praktische Tipps und Handlungsanweisungen an die Hand geben, die dein Handlungsrepertoire für brenzlige Situationen erweitern, so dass du bewusster und sicherer in der BCC-Phase agieren kannst. Da sich leider nicht jeder Konflikt oder jede Bedrohungs- oder Gefahrensituation deeskalieren lassen, werden wir uns aber auch sinnvolle Verhaltens- und Handlungsschemata, die der Eigen- und Fremdsicherung dienen, anschauen müssen (siehe Kapitel Notwehr, Selbstverteidigung, Waffen und Gegenstände). Damit Konflikte und Krisen am besten erst gar nicht entstehen oder sich zumindest nicht ständig wiederholen (z.B. in der Arbeit mit Gruppen im Jugendzentrum oder in der Schule), werden wir auch Maßnahmen herausarbeiten, die bereits im Vorfeld dazu beitragen können, dass Konflikt- und Gefahrensituationen verhindert oder zumindest besser deeskaliert werden können (siehe Kapitel Vorfelddeeskalation).

Unter **Intuition** versteht man das unmittelbare, nicht diskursive, nicht auf Reflexion beruhende Erkennen/Erfassen eines Sachverhalts oder eines komplizierten Vorgangs. Der lateinische Wortstamm „tueri/tuero“ bedeutet achtgeben, bewahren, schützen und beschützen.

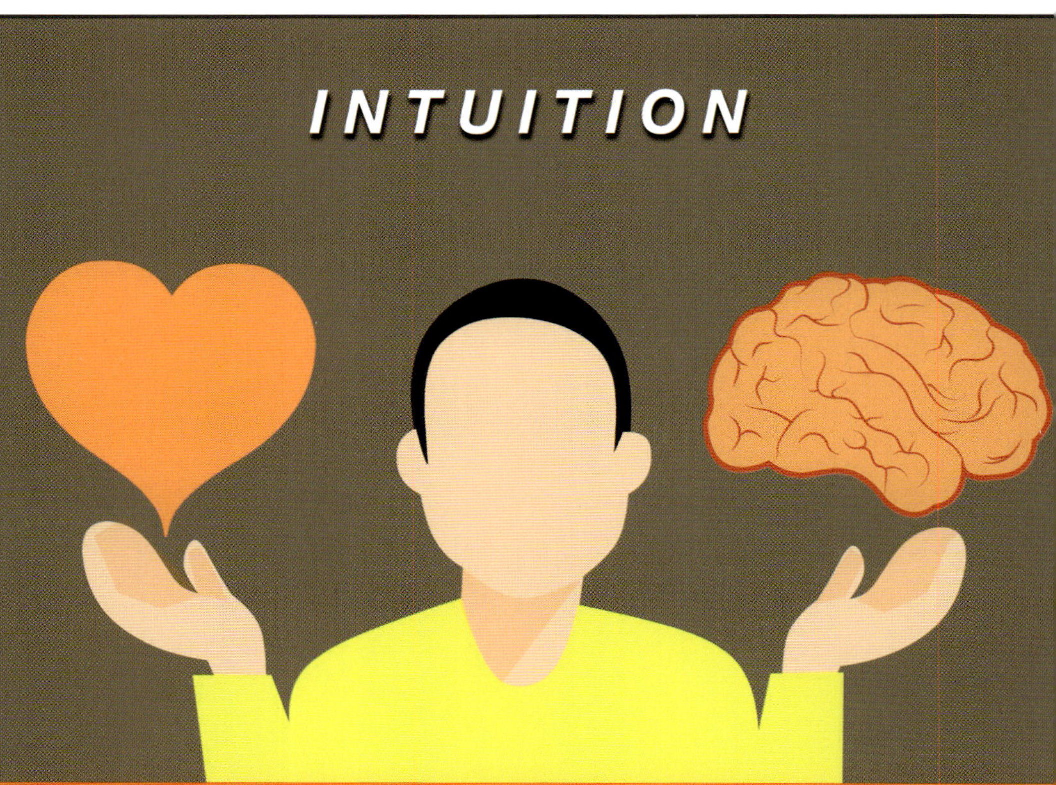

Viele Menschen beschleicht in manchen Situtionen ein seltsames Gefühl, das leider aber allzu häufig ignoriert wird.

Gavin De Becker, der die CIA und die amerikanische Polizei in Sachen Gewalt berät, schildert in seinem Buch „Vertraue deiner Angst“ die Geschichte einer 27-jährigen Frau namens Kelly, die abends nach einem Einkauf im Treppenhaus ihres Mietshauses auf einen Mann traf. Dieser half ihr Lebensmittel, die ihr aus einer Tüte gefallen waren, aufzuheben. De Becker berichtet, dass obwohl der Mann freundlich und höflich wirkte, Kelly aber von Anfang an ein ungutes Gefühl beschlich, das sie aber zu ignorieren versuchte, weil sie einfach nicht misstrauisch und unhöflich sein wollte. Selbst als der Mann hartnäckig darauf bestand, die Sachen in ihre Wohnung zu bringen, konnte sie sich nicht durchringen, ihren ängstlichen Gefühlen zu trauen. Das war der Beginn einer dreistündigen Tortur, in der die Frau vergewaltigt und beinahe getötet wurde. Sie war nicht das einzige Opfer dieses Mannes, eines davon wurde nach der Vergewaltigung mit einem Messer erstochen.

Ich hätte hier noch viele Beispiele aufführen können, in denen das sog. Bauchgefühl Menschen evtl. hätte schützen können. Natürlich gibt es aber auch Personen, die ihrer Intuition vertrauen und so vor größeren Übergriffen bewahrt wurden bzw. werden. Wie oft so etwas passiert, ist allerdings schwer zu sagen, denn hier kommt das sog. Präventionsparadoxon, das vor allem durch die Gesundheitsvorsorge und Seuchenprävention bekannt ist, zum Tragen: Für alles, was durch präventive Maßnahmen (Bsp.: Eine Frau unterlässt es wegen eines unguten Bauchgefühls, zu einem einzelnen Mann in einen Aufzug zu steigen) <u>nicht</u> eintritt (Bsp.: Es findet kein sexueller Übergriff im Lift statt), kann schwerlich der Beweis dafür geführt werden, dass auch eine wirkliche Gefahr bestand. Meine Erfahrungen zeigen mir aber auf jeden Fall, dass gerade junge Menschen dazu tendieren, Gefühle, die mit Angst und Unsicherheit verbunden sind, zu ignorieren.

Darum hier mein Rat, wenn dich ein komisches Gefühl beschleicht:

1. Nimm jedes deiner Gefühle ernst, auch wenn du es dir nicht erklären kannst.

2. Lass dich nicht davon täuschen, dass manche Szenarien (Mord, Vergewaltigung, Raub usw.) statistisch gesehen selten vorkommen und somit unwahrscheinlich sind.
3. Lass dich nicht vom äußeren Schein blenden („Er/sie will ja nur helfen", „er/sie sieht ja ganz normal aus", „Er/sie ist ja sehr höflich.").
4. Habe keine Angst davor unhöflich zu werden („Wenn ich jetzt „nein" sage, wäre das sehr unhöflich.").
5. Ignoriere, wie andere Personen (z.B. FreundInnen, umstehende Personen) die Situation oder Personen einschätzen bzw. einschätzen würden („Meine FreundInnen sagen immer, ich bin viel zu ängstlich", „er/sie macht nichts, er/sie ist nur betrunken.").
6. Ignoriere Beruf, Rolle, Status, Funktion einer Person, denn diese sagen nichts über die Vertrauenswürdigkeit der Person dahinter aus (evtl. wird damit sogar bewusst getäuscht, um durch ein erschlichenes Vertrauen eine Tat einfacher umsetzen zu können).
7. Ignoriere mögliche negative Konsequenzen deiner aus Angst resultierenden Handlungen („Die denken dann sicher, dass ich ein totaler Angsthase oder total verrückt bin.").
8. Überprüfe die Informationen, die dir eine Person gibt („Warum sollte ich im Urlaub in der New Yorker Fußgängerzone zufällig jemanden aus meiner Heimatstadt treffen?").
9. Handle sofort, denn sehr oft bleibt nicht viel Zeit, um die Situation zu deinen Gunsten zu verändern.

Zudem ist es sinnvoll, dass du für Situationen, in denen du schon einmal ein ungutes Bauchgefühl hattest, im Kopf unterschiedliche Handlungsmöglichkeiten durchspielst (siehe Kapitel Konflikt- und Deeskalationstypen).

Unter sog. **Frühwarnsignalen** versteht man bestimmte Verhaltensmuster von Personen und situative Gegebenheiten, die darauf hindeuten, dass eine Situation eskalieren kann.

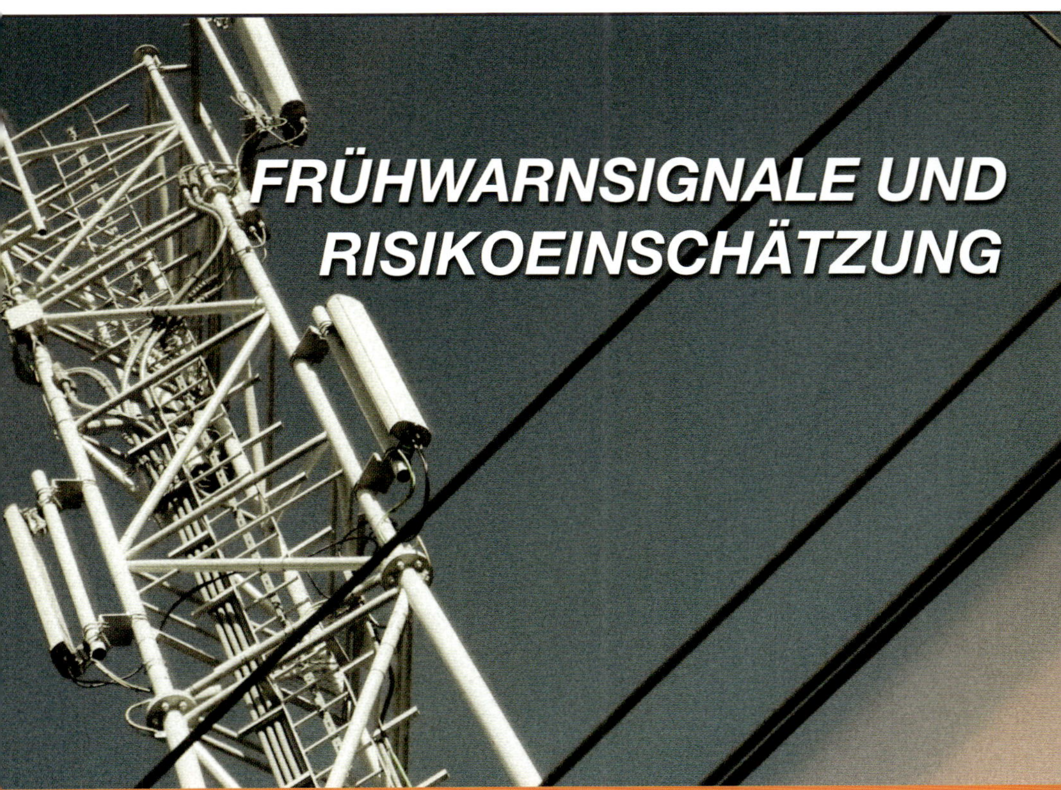

FRÜHWARNSIGNALE UND RISIKOEINSCHÄTZUNG

In vielen Situationen deutet etwas darauf hin, dass eine Eskalation droht. Allerdings braucht man dafür offene Augen und Ohren und die Fähigkeit, Risiken richtig einzuschätzen.

In meinen Workshops spiele ich mit SchülerInnen gerne folgendes Beispiel durch:
Ein 16-jähriges Mädchen will eine Freundin besuchen und steigt in einen Bus ein. Als sie gerade die ersten Stufen im Eingangsbereich erreicht und der Bus noch steht, hört sie eine Gruppe ihr unbekannter Jungs von den hinteren Sitzen rufen: „Hey, Süße, steig schnell ein, mit dir haben wir dann noch was Geiles vor!“ Was soll das Mädchen nun machen? Soll es wieder aussteigen oder den Busfahrer dazu drängen, die Jungs aus dem Bus zu schmeißen? Oder sollte sie zumindest den Busfahrer oder Fahrgäste auf den Spruch der Jungs hinweisen, um diese für die Zeit während der Fahrt und einen möglichen Übergriff zu sensibilisieren? Oder aber ist das alles harmlos und sie kann sich einfach so ohne Weiteres in den Bus setzen, zur Sicherheit zumindest in die Nähe des Busfahrers? Das sind Fragen, die ich mit den SchülerInnen diskutiere. In etwa zwei Drittel aller Schulklassen kommen die SchülerInnen zum Entschluss, dass das Mädchen ohne Angst in den Bus steigen darf und dass die Jungs sicherlich nur Spaß gemacht haben. Und falls alle Stricke reißen, kann sich das Mädchen sicher selbst verteidigen oder andere Fahrgäste oder der Busfahrer gehen dazwischen.
Hier sieht man schön, dass sich gerade junge Menschen schwer tun eine richtige Risikoeinschätzung zu treffen. Denn alles andere, außer den Bus wieder zu verlassen, bzw. ein Bewirken, dass die Jungs aussteigen, oder zumindest eine klare Absprache mit Busfahrer oder anderen Fahrgästen, birgt ein unkalkulierbares Risiko.

Leider ist es so, dass wir alle uns trotz der Wahrnehmung von Frühwarnsignalen scheinbar schwer tun, Risiken richtig einzuschätzen bzw. so zu handeln, dass ein möglichst geringes oder sogar gar kein Risiko besteht. Und das, obgleich sich Frühwarnsignale, gerade in Abgrenzung zur Intuition, bei der nicht genau bestimmt werden kann, warum man ein ungutes Gefühl bekommt, gut aufschlüsseln lassen.

Aber machen wir dazu ein kurzes Gedankenspiel: Würdest du auf dem Weg zu einem wichtigen Termin das Abteil deines ICEs wechseln, in dem du einen Platz reserviert hast, weil dich ein Angetrunkener mit „Hey, du Arsch, das Abteil ist voll, verpiss dich!“ anspricht? Falls du hier mit „Natürlich nicht, ich habe ja schließlich reserviert, ich habe ein Recht hier mitzufahren, und falls es doch Ärger gibt, wird mir schon etwas einfallen oder jemand helfen“ oder ähnlich antwortest, beweist, dass wir oftmals entweder Risiken und unsere Fähigkeiten bzw. die Fähigkeiten anderer Personen (z.B. PassantInnen als potentielle HelferInnen; siehe Kapitel Zivilcourage: Störfaktoren) falsch einschätzen oder andere Interessen bewusst über eine konservative Risikobeurteilung stellen. Der Grund dafür ist, dass wir für unsere Gefahrenvorhersagen z.B. von unserer Persönlichkeit, der medialen Berichterstattung (im Radio wurde gerade über einen Übergriff berichtet), von unseren Vorurteilen, unseren zuvor gemachten Erfahrungen und den Erfahrungen unseres sozialen Umfeldes beeinflusst werden. So beschreibt Glynis Breakwell in ihrem Buch „Aggressionen bewältigen“, dass wir Risiken von Situationen niedriger einschätzen, falls wir noch nie Opfer von Gewalt wurden, und höher, falls wir Opfererfahrungen gemacht haben. Die Kognitionspsychologie spricht hier von der sog. Verfügbarkeitsheuristik. Zudem projizieren wir unsere persönlichen Motive, Einstellungen und Überzeugungen auf unser Gegenüber. Z.B. glauben wir, dass von uns unerwünschtes Verhalten (z.B. Gewalt) auch bei anderen Menschen nicht erwünscht wird, und wir gehen davon aus, dass ein von uns in einer Krisensituation gezeigtes Verhalten auch in allen anderen gefährlichen Situationen zum Erfolg führen wird.

Evtl. interessiert es dich, ob es die oben beschriebene Situation mit dem Mädchen im Bus wirklich so gegeben hat. Ja, das hat es, und sie ging leider nicht gut aus. Das Mädchen hat sich, obgleich sie ziemlich verängstigt war, dazu entschieden, mitzufahren und sie hat auch niemanden auf die sprichwörtliche Ankündigung der Jungs aufmerksam gemacht. Sie hat mir erzählt, dass sie sich darauf verlassen habe, dass andere Fahrgäste von einem Übergriff etwas mitbekommen würden und ihr so nicht viel passieren könne. Leider aber ist das so nicht eingetreten, denn ein paar der angesprochenen Jungen haben das Mädchen in die Bustoilette gebracht und sie dort sexuell belästigt. Da sie auf dem Weg dorthin und in der Toilette nicht im Stande war zu schreien bzw. andere Personen anzusprechen (siehe Kapitel Konflikt- und Deeskalationstypen: Handlungsunfähiger Typus), kam auch niemand zu Hilfe. Evtl. haben aber auch die einen oder anderen Fahrgäste den Übergriff vernommen, sind aber aufgrund der im Kapitel Zivilcourage beschriebenen Störfaktoren untätig geblieben.

Was sind typische Frühwarnsignale?

1. Bedrohliche Körpersprache, Mimik und Gestik (angespannte Muskulatur, nach vorne gebeugter Oberkörper, hektische Bewegungen, starrer Blick, stark ausgeprägte Gestik, weit geöffnete oder zusammengekniffene Augen, zusammengepresste Lippen, erhobene Arme).
2. Geballte Faust, leicht versetzte Fußstellung, Schwitzen, hervortretende Adern, rotes Gesicht, Zittern, schnelle Atmung, geweitete Pupillen, musternder Blick.
3. Verdeckte oder offene Drohgebärden, Bedrohungen, Beleidigungen, Provokationen, Schreien, wirre Sprache, ungewöhnliche Fragen, unaufhörliches Sprechen, überschwängliche Freundlichkeit, sexuelle Avancen.
4. Offen oder verdeckt getragene Waffen oder Gegenstände, die Verletzungspotential besitzen.
5. Konsum von Suchtmitteln.
6. Eindringen in die persönliche oder intime Zone (siehe Kapitel Mindestabstand), Berührungen, Festhalten, Einkreisen, mögliche Fluchtwege werden versperrt.
7. Kenntnis darüber, dass der/die potentielle AggressorIn

- bereits zuvor gewalttätig wurde.
- eine psychische Erkrankung aufweist.
- zu einer Gruppe gehört, in der es oftmals zu Gewalt kommt.

- einer großen Belastung ausgesetzt ist (z.B. wurde ein Schulausschluss oder eine Kündigung angedroht).
- sich oftmals nicht unter Kontrolle hat.
- keine Alternativen zur Gewalt sieht (z.B. weil die Person in eine Ecke gedrängt wurde).

8. Anwesenheit von Personen, die Gewalt befürworten.

Wie kann ich Frühwarnsignale besser erkennen?

Wie der Psychologe Uwe Füllgrabe in seinem Werk „Psychologie der Eigensicherung“ beschreibt, geht es hier in erster Linie um die Sensibilisierung für Frühwarnsignale und er spricht von einem Training des persönlichen Gefahrenradars. So empfiehlt er, „durch eine entspannte Wahrnehmung eine gelassene Wachsamkeit“ zu entwickeln. Damit meint er, dass, sobald sich eine ungewöhnliche Situation auftut, man auf keinen Fall wegsehen, sondern die verschiedenen Akteure und deren Verhalten beobachten soll, was gerade für die Vorhersage des zukünftigen Geschehens und die Steuerung des eigenen Verhaltens unabdingbar ist. Z.B. berichten viele Mütter und Väter nach Geburt eines Kindes von einer spürbaren Veränderung des persönlichen Gefahrenradars.

Genauso empfiehlt es sich, die eigenen Stressreaktionen, wie z.B. gesteigerte Unruhe, schnelle Atmung, zittrige Stimme, angespannte Mimik, Denkblockaden, Angst, Panik, Nervosität, erhöhtes Hitzeempfinden, trockener Mund, Sodbrennen, Übelkeit, Schwitzen, „weiche“ Knie, Druckgefühl in der Brust, Kopf- oder Schulterschmerzen oder Ähnliches im Blick zu haben, denn diese könnten darauf hindeuten, dass dein Körper auf Frühwarnsignale reagiert.[3]

---

3 Vgl. Seminarmaterial: Sicher Handeln in gewaltbereiten Situationen, Budde C., Institut für konfrontative Handlungskompetenz.

Unter **Deeskalations- und Konflikttypus** versteht man die Art und Weise wie eine Person in Konflikt- und Gefahrensituationen reagiert.

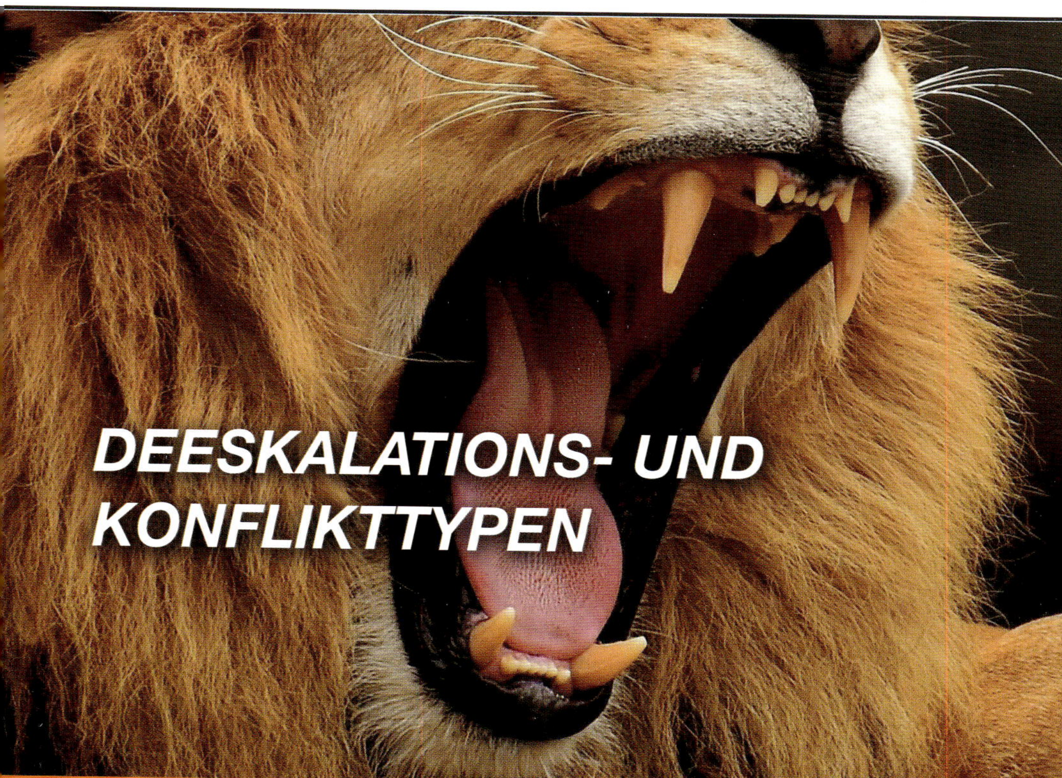

DEESKALATIONS- UND KONFLIKTTYPEN

Sehr oft handelt eine Person mit dem selben Interventionsmodell. Da Gefahren- und Konfliktsituation sehr unterschiedlich sind, sollte sie auch auf andere Deeskalations- und Lösungsstrategien zurückgreifen können.

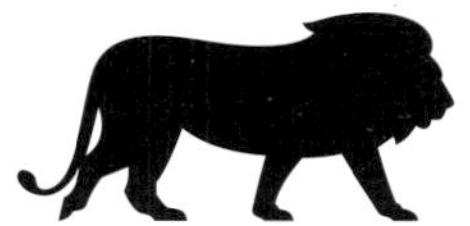

Der Kampftypus (Löwe)

Der Kampftypus greift sofort ein, notfalls mit körperlicher Gewalt.

➜ Körperlicher Angriff bei Bedrohungssituationen, Notwehr bei körperlichem Angriff, körperliche Trennung in Nothilfelagen (d.h. wenn andere Personen in Gefahr sind).

Vorteile:

1. Eine schnelle Lösung der Situation ist möglich.
2. Verschafft sich Aufmerksamkeit.
3. Zeigt seine Grenzen deutlich auf.
4. Ist auch bei hoher Eskalation handlungsfähig.

Risiken:

1. Hohe Wahrscheinlichkeit, dass Situation eskaliert.
2. Hohe Eigen- und Fremdgefährdung.
3. Risiko der Selbstüberschätzung.
4. Strafrechtliche Folgen möglich.

Positivbeispiel:

Eine Lehrkraft bemerkt auf dem Pausenhof eine Schlägerei zwischen zwei SchülerInnen. Mit der sog. Sandwichmethode trennt sie die KontrahentInnen, in dem sie diese zuerst körperlich trennt und sich dann mit ausgebreiteten Armen dazwischen stellt.

Negativbeispiel:

Ein/e SchülerIn wird von einem/einer anderen SchülerIn beleidigt, weshalb er/sie ihm/ihr eine Ohrfeige gibt. Daraufhin kommt es zu einer Schlägerei.

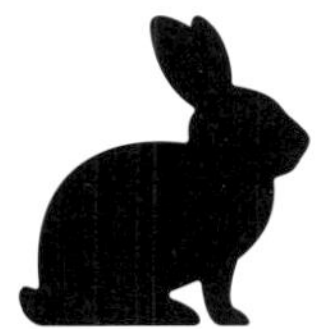

Der Fluchttypus (Hase)

Der Fluchttypus geht Gefahren und Konflikten aus dem Weg.

➜ Weglaufen bei Bedrohung oder Angriff, Aufforderung zur Flucht in Nothilfelagen.

Vorteile:

1. Keine Eskalation der Situation.
2. Geringe Eigengefährdung.
3. Hohe Sensibilität für Frühwarnsignale.
4. Flucht als (einzige) Deeskalationsmöglichkeit.

Risiken:

1. Keine sofortige Lösung der Situation.
2. Fremdgefährdung in Nothilfelagen.

Positivbeispiel:

Beim Spazierengehen wird eine Frau von einem fremden Mann auf ihre „tollen Brüste“ und ihre „geile Figur“ angesprochen. Aus Angst vor einem sexuellen Übergriff läuft sie sofort weg.

Negativbeispiel:

Auf dem Nachhauseweg nach einem Discobesuch trifft ein/e Jugendliche/r auf eine Schlägerei zwischen mehreren Fremden. Aus Angst davor, evtl. selbst Opfer zu werden, läuft er/sie schnell nach Hause.

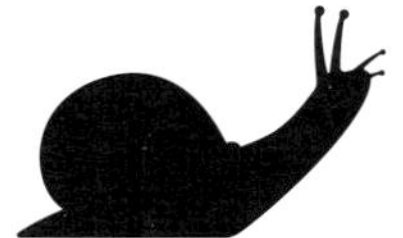

Handlungsunfähiger Typus (Schnecke)

Der handlungsunfähige Typus verharrt und erstarrt in Konflikt- und Gefahrensituationen.

➜ Keine Reaktion bei Bedrohung oder Angriff, keine Reaktion in Nothilfelagen.

Vorteile:

1. Keine Eskalation der Situation.
2. Kann beim/bei der AggressorIn eine Angriffshemmung verursachen.

Risiken:

1. Keine schnelle Lösung der Situation aufgrund völliger Handlungsunfähigkeit.
2. Hohe Eigengefährdung.
3. Hohe Fremdgefährdung in Nothilfelagen.

Positivbeispiel:

Eine Lehrkraft, die eine Klasse unterrichtet, in der es immer wieder zu schwerwiegenden Störungen und Konflikten kommt, ignoriert bewusst kleinere Störungen, weil sie verhindern will, dass sie sich zu größeren Konflikten aufschaukeln.

Negativbeispiel:

In der Disco wird ein Mädchen von einem Jungen sexuell belästigt. Aus Angst, aus Scham und aus Unkenntnis wie sie angemessen reagieren soll, verharrt sie dabei wort- und regungslos.

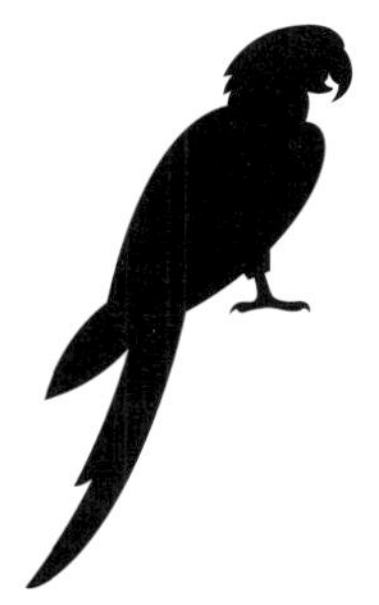

Kommunikativer Typus (Papagei)

Der kommunikative Typus versucht Konflikt- und Gefahrensituationen durch kreativ-verbale Kommunikation zu lösen.

➜ Beruhigendes Reden, Beschwichtigungsversuche, Aufklären von Missverständnissen, „Vermenschlichung“ (man nennt seinen Namen und sein Alter, spricht über seine Funktion/Rolle und seine Familienverhältnisse), andere Personen um Hilfe bitten usw.

Vorteile:

1. Deeskalation der Situation möglich.
2. Möglichkeit der Ablenkung und Verzögerung.
3. Anregung zum Überdenken der Situation.
4. Kann Hilfe holen.

Risiken:

1. Situation verschärft sich, falls Intervention nicht oder falsch (z.B. provokant) verstanden wird.
2. Situation kann nicht mehr entschärft werden, falls Intervention zu spät kommt (z.B. nach einem Messerstich).

Positivbeispiel:

Auf einem Volksfest stößt jemand einem stark angetrunkenen Mann versehentlich sein volles Glas Bier um. Da dieser gleich wütend aufspringt, entschuldigt sich der Tollpatsch überschwänglich: „Ich Dusel, kaum trinke ich ein Bier und schon torkle ich nur blöd rum. Es tut mit echt leid, das gute Bier.“ Bevor der Betrunkene etwas erwidern kann, entfernt er sich mit den Worten „Warte, ich besorge dir gleich ein neues Bier, ich bin gleich wieder bei dir“ und geht zum nächsten Ausschank, um ein neues Bier zu holen.

Negativbeispiel:

Jemand geht mit „Ach hört doch auf, das bringt doch alles nix“ zwischen eine sich bereits auf dem Höhepunkt befindliche Schlägerei von einem halben Dutzend Personen und bekommt im sprichwörtlichen Eifer des Gefechts sofort einen Schlag ab.

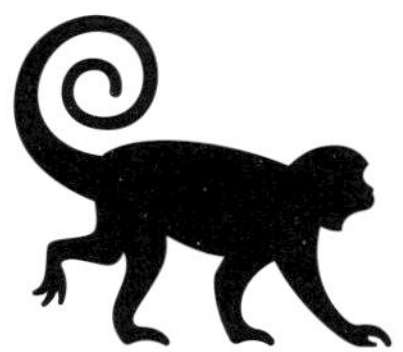

Kreativer Typus (Affe)

Der kreative Typus versucht die Konflikt- und Gefahrensituation ideenreich zu lösen.

➜ Lenkt ab, täuscht, nutzt Überraschungseffekte und reagiert paradox (z.B. eine Scheibe einschlagen oder einen Alarm auslösen um Aufmerksamkeit zu bekommen, eine Ohnmacht vortäuschen, bei Beleidigungen oder Bedrohungen in einer anderen Sprache antworten, bei sexuellen Übergriffen in die Hose urinieren usw.).

Vorteile:

1. Deeskalation möglich.
2. Nutzt Überraschungs- und Ablenkungseffekte und situative Gegebenheiten.

Risiken:

1. Situation verschärft sich, falls Intervention nicht oder falsch (z.B. provokant) verstanden wird.

2. Situation kann nicht mehr entschärft werden, falls Intervention zu spät kommt (z.B. nach einem Messerstich).[4]

Positivbeispiel:

Im Bus beobachtet eine Frau eine ihr unbekannte Frau, die offensichtlich von einem fremden Mann belästigt wird. Sie setzt sich zu dieser Frau und sagt „Oh, Sonja, schön dass wir uns hier treffen. Wir wollten doch noch über das nächste Sommerfest in unserem Kindergarten reden.“ Daraufhin entfernt sich der Mann, da er sich ertappt fühlt und seine Ziele nicht mehr unbeobachtet weiterverfolgen kann.

Negativbeispiel:

Im Supermarkt rempelt ein Mann aus Versehen einen anderen Mann an. Dieser reagiert erbost und besteht auf eine Entschuldigung. Um die Situation zu deeskalieren, versucht der zuvor unvorsichtig handelnde Mann einen Witz zu erzählen. Der angerempelte Mann fühlt sich daraufhin verspottet und schubst den anderen Mann mit den Worten “Und jetzt willst du mich auch noch verarschen?!“ von sich weg.

Beim Lesen der unterschiedlichen Deeskalationstypen hast du evtl. festgestellt, dass auch du eher zu bestimmten Interventionsstrategien greifst. Es ist allerdings ratsam, sich in unterschiedlichen Konflikt- und Gefahrensituationen aus einem größeren Handlungsrepertoire bedienen und durch Wechsel des Deeskalationstypus die unterschiedlichen Vorteile der jeweiligen Typen nutzen zu können. Auch hier bieten sich wieder Gedankenspiele an: Gehe im Kopf unterschiedliche Szenerien durch und überlege dir zu jedem Typus mindestes eine Deeskalationsmöglichkeit, gerne in Kombination mit einem anderen Typus (z.B. mit AggressorIn reden und gleichzeitig einen Feueralarm auslösen).

[4] Gesamtes Kapitel: Vgl. Gewalt im Griff 2: Deeskalation- und Mediationstraining, Korn J./Mücke T., Juventa Verlag, Weinheim und München, 2011.

Das **Ampelmodell von Gewalt** beschreibt, wie sich unsere verbalen und nonverbalen Signale auf eine bedrohliche Situation auswirken.

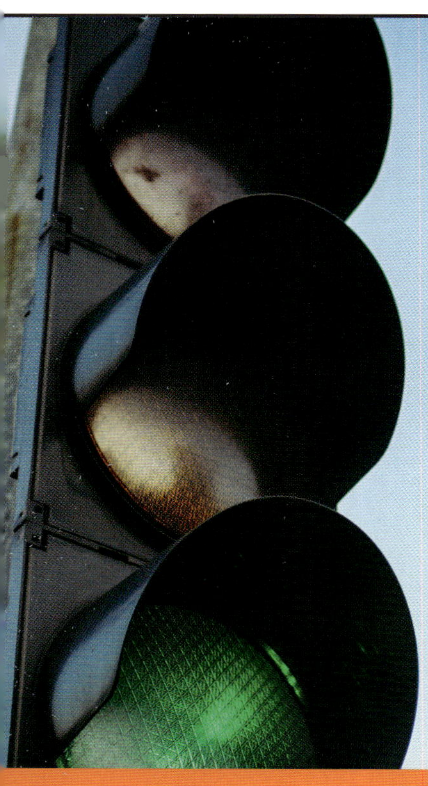

AMPELMODELL VON GEWALT

Für ihr positives Selbstbild versuchen TäterInnen ihre Handlungen vor sich und anderen Personen zu rechtfertigen. In Konflikt- und Gefahrensituationen können wir uns das zu Nutze machen.

Eine Person, gerade wenn sie schon mehrere Gewalttaten begangen hat, ist bemüht, ihr positives Selbstbild zu erhalten. Deshalb versucht sie ihr Handeln entweder zu leugnen, zu verharmlosen oder zu rechtfertigen. Um eine konkrete Konflikt- oder Gefahrensituation (z.B. man wird beleidigt, bedroht oder provoziert) zu deeskalieren, kann man sich das zu Nutze machen, indem man genau kontrolliert, welche verbalen und nonverbalen Signale man selbst sendet. Das ist aber gar nicht so einfach, denn der/die AggressorIn prüft über das gesprochene Wort hinaus die Modulation, die Klangfarbe, den Sprachrhythmus und die Lautstärke auf Merkmale, um ein mögliches Schubsen, Schlagen usw. rechtfertigen zu können. Zudem spielen Gestik, Mimik und die Körpersprache eine sehr große Rolle. Mehr dazu findest du im Kapitel Körpersprache.

Rot ➜ Keine Gewalt

Der/die AggressorIn bekommt kein(e) Signal(e), um eine Gewalthandlung rechtfertigen zu können.

Gelb ➜ Warten

Der/die AggressorIn bekommt nicht genug Signale, um eine Gewalthandlung rechtfertigen zu können. Zukünftige Gewalthandlungen sind aber nicht ausgeschlossen, da er/sie auf weitere Signale wartet.

Grün ➜ Gewalt

Der/die AggressorIn bekommt genug Signale, um eine Gewalthandlung rechtfertigen zu können.

Kommunikationsbeispiel für Rot ➜ Keine Gewalt

AggressorIn (A): „Warum schaust du mich so blöd an, willst du Stress mit mir!?"

Person (B): „Sorry, tut mir leid, ich hatte keinen guten Tag und irgendwie erinnern Sie mich an meinen lieben Bruder. Ich muss jetzt leider weiter und meine drei Kinder abholen. Auf Wiedersehen und einen schönen Tag."

Hier bestehen gute Chancen, dass sich die Situation auflöst, in dem man den/die AggressorIn bewusst freundlich „siezt" (das schafft eine höfliche Distanz), jegliche Schuld übernimmt (tiefer Status: siehe Kapitel Statuswippe) und eine glaubwürdige Erklärung für den möglichen Blickkontakt liefert (kreative Deeskalation: siehe Kapitel Deeskalationstypen), der nicht einmal stattgefunden haben muss, da er evtl. als Vorwand für eine Konfrontation erfunden wurde. Zudem wird versucht eine persönliche Verbindung aufzubauen (Ähnlichkeit mit dem Bruder), die eigene Person „vermenschlicht" (spricht von ihren Kindern) und das Gespräch mit einem glaubwürdigen Vorwand (wieder kreative Deeskalation) beendet.

Kommunikationsbeispiel für Gelb ➜ Abwarten

(A): „Warum schaust du mich so blöd an, willst du Stress mit mir?!"

(B): „Nein, ich hab dich nicht angeschaut, da irrst du dich aber."

(A): „Willst du etwa sagen, dass ich lüge?!"

Da hier der weitere Verlauf des Gesprächs offen ist, kommt es auf die nächste(n) Antwort(en) an, ob die Situation eskalieren kann oder nicht.

Kommunikationsbeispiel für Grün ➜ Gewalt

(A): „Warum schaust du mich so blöd an, willst du Stress mit mir?!"

(B): „Sag mal, spinnst du?! Ich kann doch wohl hinschauen, wo ich will, du Idiot!"

Aufgrund der gegenseitigen Provokationen wird es hier in vielen Fällen zu einer gewalttätigen Auseinandersetzung kommen.

Zusammenfassend lässt sich festhalten, dass du in konfliktreichen oder bedrohlichen Situationen jedes deiner Worte und Gesten auf die Waagschale legen und dich auf keinen Fall zu Beleidigungen oder Belehrungen hinreißen lassen solltest. Auch kann es sinnvoll sein, die Schuld für etwas zu übernehmen, für das du gar nicht verantwortlich bist, gerade wenn ersichtlich ist, dass etwaige Vorwürfe nur vorgeschoben wurden. Oder du verweist auf Gesetze, Vereinbarungen oder nicht greifbare Personen, was gerade in der Arbeit mit Gruppen (z.B. Schule oder Jugendzentrum) und bei Personen, mit denen dich eine berufliche Beziehung verbindet (BetreuerIn in einer Wohngruppe) sehr gut funktionieren kann. Bist du dir unsicher oder hast Angst, etwas Falsches zu sagen, dann versuche das Gespräch, am besten unter einem Vorwand, abzubrechen oder zu vertagen.

Status (lateinisch für „Zustand“, „Stellung“ oder „Lage“) steht für sozialer Status, Stellung einer Person (oder einer Gruppe) innerhalb der Gesellschaft. Die **Status-Theorie** kommt aus dem Improvisationstheater und wurde durch den Schauspiellehrer Keith Johnstone bekannt.

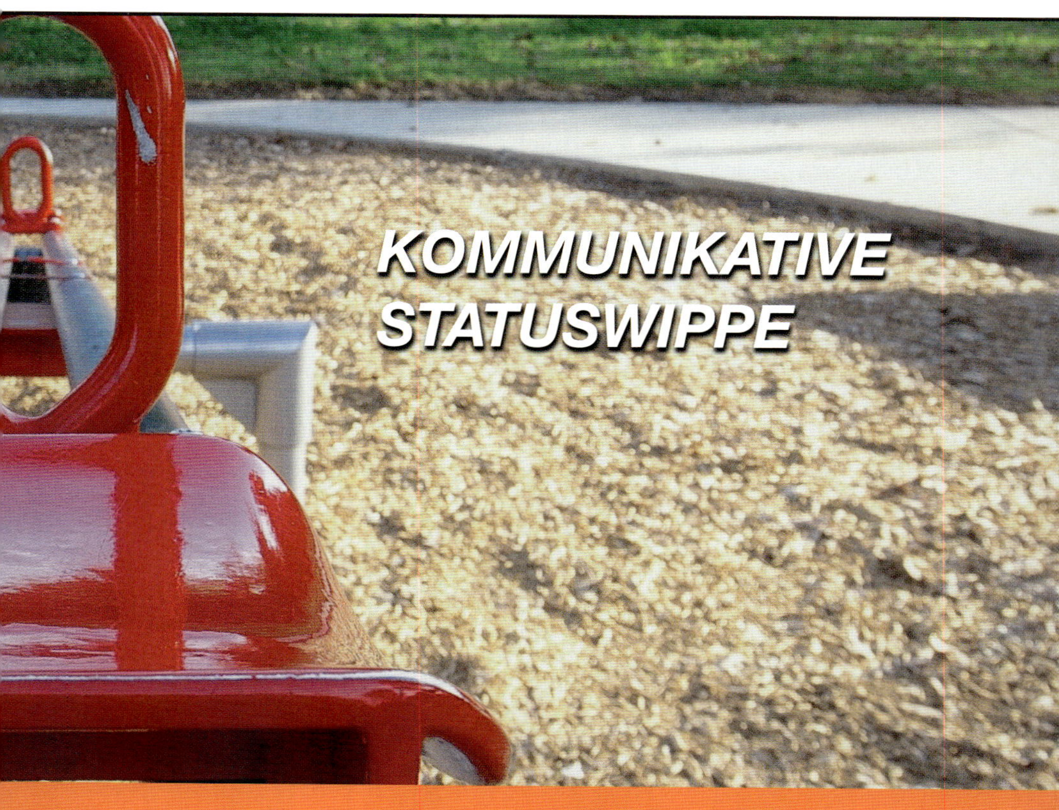

KOMMUNIKATIVE STATUSWIPPE

Durch den überlegten Einsatz meines kommunikativen Status habe ich die Möglichkeit, auf konfliktreiche und bedrohliche Situationen Einfluss zu nehmen.

Immer wenn sich Personen treffen, findet ein permanenter Statuscheck bzw. Statusabgleich statt, so beschreibt das Rainer Gall in einem seiner Fachartikel.[5] Wir signalisieren ständig unseren Platz und positionieren uns entweder über oder unter jemandem, indem wir entweder einen höheren oder tieferen Status einnehmen. Im Idealfall, z.B. unter FreundInnen oder ArbeitskollegInnen, befinden wir uns im sog. Gleichstatus, in dem wir auf Augenhöhe kommunizieren. Der Status findet sich nicht nur im gesprochenen Wort, der Modulation, der Klangfarbe, dem Sprachrhythmus und der Lautstärke, sondern auch in Körperhaltung, Mimik und Gestik wieder. In Konflikt- und Gefahrensituationen können wir durch die bewusste Wahl des kommunikativen Status eine mögliche Eskalation verhindern.

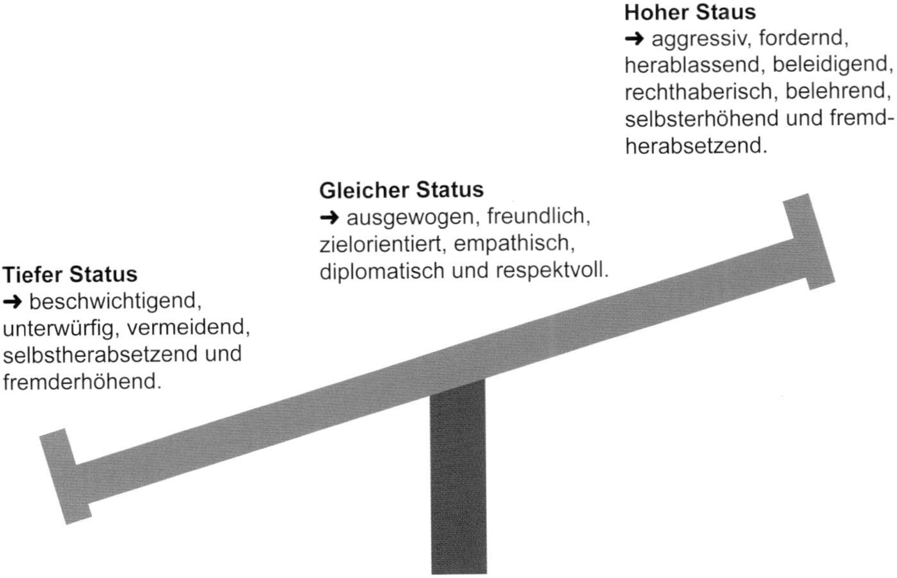

Nähern wir uns dem Thema, indem wir uns eine Alltagssituation, wie z.B. einen Bäckereieinkauf, mit unterschiedlichen Stati vorstellen.

---

[5] Vgl. Coolness Training, Kommunikative Statusspiele auf der Wippe, Gall R., http://www.coolness-training.de/fachartikel/kommunikative-statusspiele-auf-der-wippe/.

Tiefer Status:

KäuferIn (A) mit leiser, zögerlicher Stimme: "Schönen guten Morgen, ich hätte gerne ... (kurze Pause, danach mit noch leiserer Stimme), oh ich sehe gerade, Sie unterhalten sich über den letzten Urlaub. Da warte ich gerne (längere Pause). Ach, da es bei mir nicht eilt, komme ich einfach später nochmal vorbei und Sie können in Ruhe weiterreden. Vielen Dank und bis später."
Hier sehen wir, dass der tiefe Status in dieser Alltagssituation keinen Erfolg gebracht hat, denn wir haben das Geschäft ohne Brötchen wieder verlassen. Aber zumindest hatten wir keinen Konflikt.

Gleicher Status:

(A) mit normaler Stimme: "Schönen guten Morgen, ich hätte gerne ... (kurze Pause), bitte entschuldigen Sie kurz, aber meine Kinder warten im Auto."
VerkäuferIn (B): "Oh, Entschuldigung, wir hätten Sie fast nicht gehört, gut dass Sie nochmal etwas gesagt haben. Was hätten Sie denn gerne?"
Hier kann man davon ausgehen, dass es zum Frühstück Brötchen gab, obwohl wir hier keinen Konflikt heraufbeschwören mussten.

Hoher Status:

(A) mit lauter Stimme und in einem forschen Ton: "Hey ihr da, was tratscht ihr da schon wieder rum?! Wenn es hier noch eine andere Bäckerei geben würde, würde ich eueren Saftladen nicht mehr besuchen. Vor allem weil euere Brötchen eigentlich zum Kotzen schmecken!"
Ich denke, hier können wir uns einig sein, dass das Personal mit hoher Wahrscheinlichkeit mit „Was erlauben Sie sich, vergreifen Sie sich nicht im Ton!" oder ähnlich reagieren wird und wir nicht so einfach zu unseren Brötchen kommen werden. Mit etwas Pech holt das Verkaufspersonal auch noch den/ die ChefIn und es gibt sogar ein Hausverbot.

Wenn man die drei Reaktionen vergleicht, sieht man sehr schön, dass man in Alltagssituationen im Gleichstatus sehr gut aufgehoben ist und dass man im Tiefstatus zwar nicht immer alles bekommen wird, was man will, aber zumindest Konflikten aus dem Weg gehen kann. Der Hochstatus dagegen birgt ein großes Risiko, von dem einen in den anderen Konflikt zu schlittern.

Aber wie sieht es in Konflikt- und Gefahrensituationen aus, die zu eskalieren drohen? Welcher Status ist hier am ehesten geeignet, um eine drohende Eskalation zu vermeiden?
Stellen wir uns dazu einfach mal eine Situation vor, in der wir bedroht oder provoziert werden:
Nach dem Einkaufen geht ein Mann (A) mit seinen Einkaufstüten einen Fußgängerweg entlang. Aus der Gegenrichtung nähert sich ein anderer Mann (B) mit einem auffallend federigen Gang, der auf Alkohol- oder Drogenkonsum hindeutet. Als die beiden Männer sich etwa auf gleicher Höhe begegnen, wird Mann (A) von Mann (B) so kräftig an der Schulter gerempelt, dass Mann (A) seine Tüten aus der Hand fallen lässt. Mann (B) verharrt grinsend und sagt: "Hey du Pisser, kannst du nicht aufpassen?! Und räum den Scheiß hier wieder auf."
Mann (A) schaut den Aggressor mit einem entspannten Blick kurz in die Augen und wendet sich dann mit den Worten „Es tut mir leid, ich weiß nicht, was heute mit mir los ist. Ich hoffe, Sie haben sich nicht verletzt" dem Boden zu, um seine Lebensmittel wieder zurück in die Tüte zu räumen und geht danach in Ruhe weiter.
Könntest du dir vorstellen, in einer solchen Situation über deinen Schatten zu springen und mit dem tiefen Status zu reagieren? Ich weiß, dass das nicht einfach ist, denn man muss evtl. über ein provokantes und gemeines Verhalten hinwegsehen und sogar die Schuld für etwas übernehmen, das man gar nicht gemacht hat. Aber es geht hier wie so oft im Leben um eine Güterabwägung: Riskiere ich eine handgreifliche Auseinandersetzung mit einer für mich nur schwer einzuschätzenden Person, nur um klar zu machen, wer im Recht ist oder nicht? Wie ich in der Einleitung schon erwähnt habe, arbeite ich mit GewalttäterInnen, die oftmals kurz vor dem Gefängnis stehen. Und eines nehmen sie auf jeden Fall aus dem viermonatigen Antigewalttraining mit: Es

ist egal, wer Schuld an etwas ist oder wie sehr ich provoziert oder beleidigt werde, die Hauptsache ist immer, dass ich nicht Gefahr laufe in einen körperlichen Konflikt zu geraten und so kein Opfer oder kein/e TäterIn werde.

Aber natürlich gibt es auch Personengruppen, wie z.B. PolizistInnen oder PersonenschützerInnen, die im Einsatz oft bewusst mit dem hohen Status agieren und damit Erfolge erzielen. Hier finden sich aber andere Voraussetzungen, denn sie haben in der Regel einen klaren Auftrag (Gefahren abwehren, Personen schützen) und sie können sich deshalb nicht so ohne Weiteres aus einer heiklen Situation entziehen. Zugleich wissen sie aber auch, dass der Gleichstatus, oder sogar der Tiefstatus, in manchen Situationen zu einer Deeskalation beitragen kann. Deshalb hängt es nicht nur von der jeweiligen Situation ab, mit der ich es gerade zu tun habe, welcher Status am ehesten zu einer Deeskalation beiträgt, sondern auch welche Rolle oder Funktion man selbst bzw. das Gegenüber gerade innehat.

Was können wir uns merken?

Nimmt eine Partei den Hochstatus ein:

➜ ist eine Eskalation möglich.

Nehmen beide Parteien den Hochstatus ein:

➜ ist eine Eskalation fast unausweichlich.

Nehmen beide Parteien den Gleichstatus ein:

➜ ist eine Eskalation fast unmöglich.

Nimmt eine Partei den Tiefstatus ein:

➜ kann eine Eskalation vermieden werden.

Stress (englisch für „Druck, Anspannung“; von lateinisch stringere „anspannen“) bezeichnet zum einen durch spezifische äußere Reize (Stressoren) hervorgerufene psychische und physische Reaktionen bei Lebewesen, die zur Bewältigung besonderer Anforderungen befähigen, und zum anderen die dadurch entstehende körperliche und geistige Belastung.

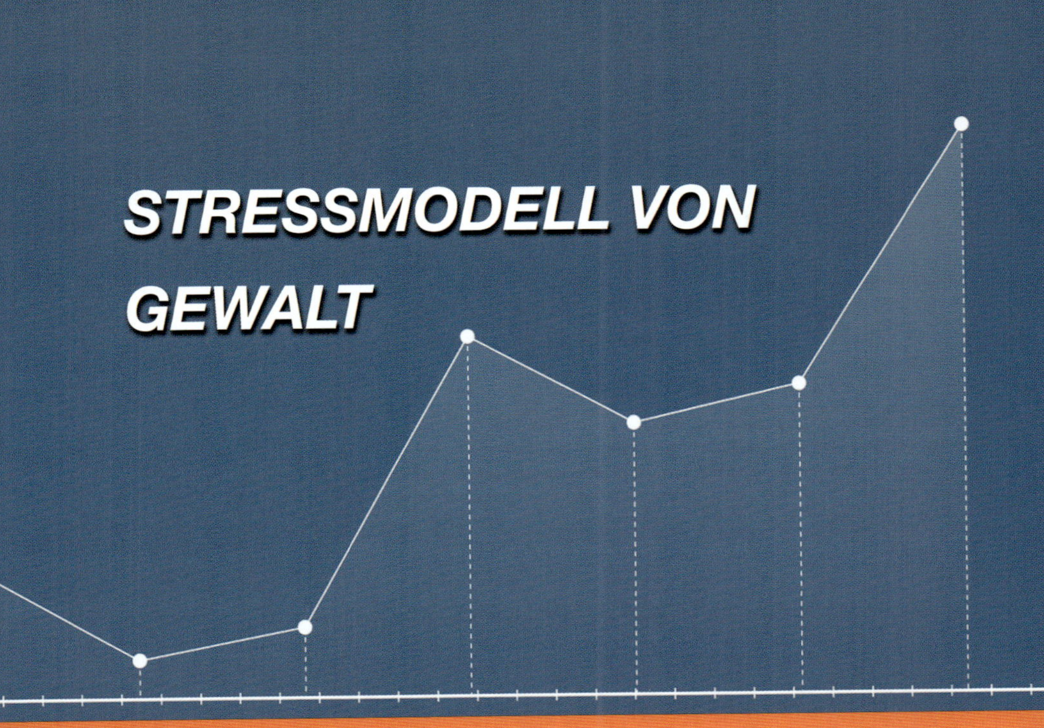

Stress hilft uns dabei, unsere Anforderungen zu bewältigen. Wir sollten ihn aber gut im Blick haben, da er dazu beitragen kann, dass Situationen eskalieren.

Stress an sich ist nicht unbedingt etwas Schlechtes, denn er aktiviert uns und lässt uns kurzfristig ein Maximum an Energie zukommen. Wenn wir es aber mit dauerhaften Belastungen zu tun haben, dem sog. negativen Stress (auch Dauerstress genannt), können die von der Stressreaktion ausgelösten Hormonausschüttungen nicht mehr ausreichend abgebaut werden. Das kann längerfristig sogar zu schwerwiegenden körperlichen und psychischen Schäden führen.

Im Kontext von Konflikt- und Gefahrensituationen kann uns der negative Stress auch zur Gefahr werden, denn er blockiert ein Stück weit unser Denk- und Entscheidungsvermögen.[6] Oftmals handeln wir dann erstmal gar nicht oder sehen nur noch zwei Möglichkeiten: Kampf oder Flucht.

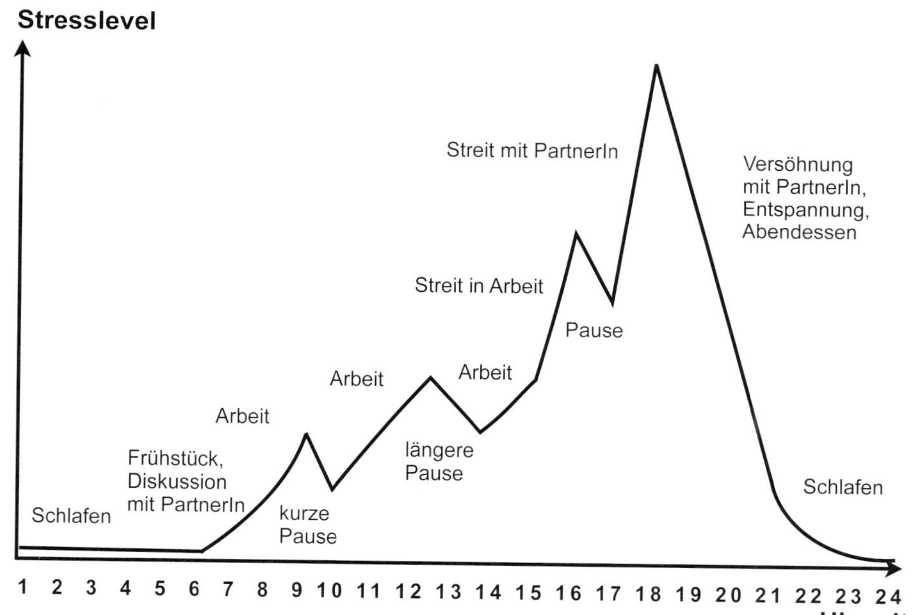

Deshalb ist es wichtig, dass wir unser Stresslevel (auch das des Gegenübers) im Blick haben und gegebenenfalls dagegensteuern, indem wir:

1. uns nicht über unsere Tilt-Grenze (dass ist das Level, bis zu dem wir handlungsfähig sind) hinaus belasten und gegebenenfalls vor allem

---

[6] Im Extremfall spricht man vom sog. vagotonen Schock bzw. einer Schockstarre.

immer wiederkehrende Belastungen reduzieren.

2. auf ein gutes Zeitmanagement mit regelmäßigen Pausen achten (pro Pause mindestens 30 Minuten).
3. Entspannungsübungen (z.B. zehn mal tief Ein- und Ausatmen, autogenes Training usw.) nutzen.
4. Gespräche, die evtl. eskalieren könnten (man muss eine einschneidende, negative Nachricht überbringen, z.B. eine Kündigung) nicht nachmittags oder abends führen und dabei auf ein einladendes, positives Setting achten (Konfliktgespräche nie zwischen Tür und Angel, sondern z.B. am Tisch bei Kaffee und Kuchen führen).
5. bei übermäßigen Stressreaktionen die Situation verlassen bzw. zulassen, dass das Gegenüber die Situation verlässt.
6. Termine und Aktivitäten (z.B. Discobesuch mit FreudInnen) an Tagen, an denen wir uns überdurchschnittlich „gestresst“ fühlen, auf einen anderen Tag verschieben.
7. regelmäßig für Glückshormone, Ablenkung und positiven Stress (sog. Eustress) sorgen, z.B. durch Sport, Saunabesuche, Massagen oder andere Hobbys.
8. anderen Personen davon erzählen, wenn wir gestresst sind, und um Hilfe bitten.
9. körperliche oder psychische Indikatoren für eine zu hohe Belastung, wie z.B. Magen-Darm-Probleme, Kopfschmerzen oder Schlafprobleme, ernst nehmen.
10. keine Medikamente, Alkohol oder andere Suchtmittel zur Stressbewältigung einsetzen.
11. ausreichend schlafen und regelmäßig, genügend und ausgewogen essen und trinken.
12. einen kleinen „Stress- bzw. Spannungsnotfallkoffer“ mit Gegenständen (z.B. Riechstäbchen, Gummibälle zum Kneten) oder Lebensmitteln (z.B. Chilischoten, Pfefferminzöl, scharfe Chili-Bonbons, sauere Center Shock-Kaugummis, Ahoi-Brause), die starke Reize ausüben, dabeihaben.

Der sog. **Arenaeffekt** beschreibt das Phänomen, dass es bei Menschenansammlungen zu einer Eskalation von Gewalt kommen kann.

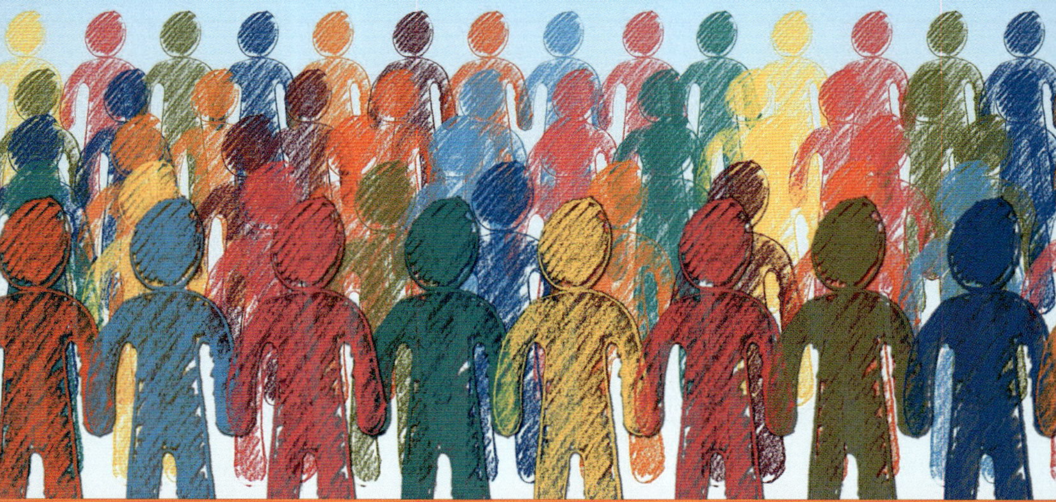

Wenn bei einer Konflikt- oder Gefahrensituation Personen zuschauen, kann das zur Deeskalation beitragen. Leider hat es aber auch negative Auswirkungen.

Den Arenaeffekt konnte man auch schon früher beobachten. Auf den Marktplätzen bei Hinrichtungen und Hexenverbrennungen oder im antiken Rom bei den Gladiatorenkämpfen und den sog. Tierhetzen, bei denen Menschen von wilden Tieren zerfleischt wurden. In der Regel trug die große Anzahl der ZuschauerInnen zu einer Eskalation der dort stattfindenden Gewalt bei. Der geneigte Fußballfan kann auch heute jedes Wochenende überrascht feststellen, dass eine große Anzahl an euphorisierten Menschen in einem Fußballstadion dazu führt, dass fast schon ein rechtsfreier Raum für Beleidigungen, rassistischen Hass und Pöbeleien entsteht. Bei den sexuellen Übergriffen in der Kölner Silvesternacht 2015/2016 sehen KonfliktforscherInnen auch eine Mitverantwortung bei den mehr als 1000 Personen, die die sexuellen Delikte beobachtet und teilweise gefilmt haben, von denen aber kaum jemand zu Hilfe gekommen ist.

Aber warum ist das so? Sammeln sich viele Menschen an einem Ort und sehen z.B. bei einer Körperverletzung zu und greifen nicht ein, wird der Eindruck erweckt, dass:

1. es sich hier um legitime Gewalt handelt („Ich kann ruhig weitermachen oder mein Handeln sogar steigern, da die ZuschauerInnen denken, dass die Person(en) es verdient hat/haben oder das Handeln zumindest anderweitig gerechtfertigt ist.").
2. hier überhaupt (noch) kein delinquentes Verhalten vorliegt („Ich kann ruhig weitermachen, da die ZuschauerInnen denken, dass das kein strafbares Verhalten von mir ist.“) .
3. die Handelnden ihr Verhalten im Griff haben, sodass nichts Schlimmeres passieren kann ("Ich kann ruhig weitermachen, da den ZuschauerInnen klar ist, dass ich mich so steuern kann, dass der/den Person/en nicht viel passieren wird.").
4. die ZuschauerInnen beim Beobachten der Gewalthandlungen Spaß empfinden ("Ich kann ruhig weitermachen oder mein Handeln sogar steigern, weil die ZuschauerInnen sich daran erfreuen.").

Das hat zur Folge, dass sich TäterInnen in ihrem Handeln bestätigt fühlen und die Gewaltanwendung evtl. sogar steigern. Zudem kann dieses „gewaltfreundliche“ Klima dazu beitragen, dass eigentlich völlig unbeteiligte ZuschauerInnen sogar bei Gewalthandlungen mitmachen, ohne dabei das Ziel zu verfolgen, die Situation zu deeskalieren (z.B. Massenschlägerei in einer Disco), und Andere, die eigentlich helfen wollen, von ihrem Vorhaben abgebracht werden (siehe Kapitel Zivilcourage).

Falls sich unter den LeserInnen LehrerInnen befinden, dann kennst du sicherlich Beispiele wie dieses:
Auf dem Pausenhof kommt es zwischen zwei SchülerInnen erst zu einer Beleidigung, und als sich die ersten SchülerInnen wie eine Traube um die beiden KontrahentInnen versammeln, sogar zu Schubsereien oder zu Schlägen. Erst als die Pausenaufsicht darauf besteht, dass die ZuschauerInnen den Ort verlassen und sich die sog. Arena auflöst, lässt sich der Konflikt beenden.

Hierzu mache ich in meinen Klassen gerne folgendes Rollenspiel:
Eine Klasse wird in drei Gruppen aufgeteilt. Die erste Gruppe besteht aus zwei oder drei Personen und das ist die sog. AggressorInnengruppe. Die zweite Gruppe besteht wieder aus zwei bis drei Personen und sie stellen die sog. Opfergruppe dar. Die dritte Gruppe besteht aus den restlichen SchülerInnen und bildet die sog. ZuschauerInnengruppe. Die AggressorInnen werden aufgefordert das Klassenzimmer zu verlassen und sollen, nachdem ich sie wieder reingeholt habe, die sog. Opfer ohne Mitleid und ohne Unterlass mit sog. Batakas (das sind weiche Schaumstoffschläger) schlagen, so lange bis ich ihnen ein Zeichen zum Aufhören gebe. Nachdem diese Gruppe den Klassenraum verlassen hat, werden die ZuschauerInnen geschult. Sie sollen, sobald die AggressorInnen begonnen haben die Opfer zu schlagen, die Opfer und TäterInnen umkreisen und lautstark und mit vollem Körpereinsatz anfeuern, und wenn sie ein Zeichen von mir vernehmen, damit wieder aufhören,

die Menschentraube auflösen und so schnell wie möglich den Tatort verlassen.
Ich habe dieses Spiel schon mehrere Dutzend Mal durchgeführt. Was denkst du, was ist passiert? Jedes Mal wenn ich das Signal an die ZuschauerInnen gegeben habe, Applaus bzw. die Anfeuerungsrufe abrupt verstummten und sich die Menschentraube um die AggressorInnen herum blitzschnell auflöste, haben die AggressorInnen einhellig und sofort mit dem Schlagen aufgehört. Auf die Frage an die AggressorInnen, warum sie, entgegen der Absprache, mit den Gewalthandlungen aufgehört haben, kamen in der Regel folgende Erklärungen: „Das hat uns jetzt verwirrt", "Wir dachten, dass wir etwas falsch machen", „Es hat keinen Spaß mehr gemacht", „Irgendwie war uns jetzt klar, dass wir aufhören müssen und dass ihr nicht mehr wollt, dass wir damit weitermachen."

Hier kann man sich die Frage stellen, wenn das Auflösen einer Arenasituation zu einer Deeskalation von Konflikt- und Gewaltsituation beitragen kann, wieviele Konflikte und Gewalttaten sich überhaupt erst entwickeln oder mit der Zeit eskalieren, weil vor Ort ZuschauerInnen sind oder sich im Laufe des Geschehens einfinden. Gerade bei jungen Menschen, bei denen der Wunsch nach Grenzerfahrungen, Erlebnissen, Spaß und Aktion in der Regel noch sehr stark ausgeprägt ist, die Peer-Group (Gleichaltrigengruppe) eine große Bedeutung hat und zugleich sich die Wert- und Normvorstellungen noch nicht hinreichend verfestigt haben, spielt das aus meiner Sicht eine sehr wichtige Rolle.

Deshalb solltest du Arenasituationen entweder dazu nutzen, Unterstützer zu gewinnen („Bitte helft mir, ich kann das nicht alleine lösen!"), oder falls das nicht möglich ist, so schnell wie möglich für ein Auflösen der Zuschauergruppe sorgen (z.B. bei einer Pausenhofschlägerei an einer Schule: „Wenn ihr nicht sofort weggeht, dann bekommt ihr alle einen verschärften Verweis!"). Potentiell konfliktreiche Gespräche (z.B. es muss eine Sanktion wie ein Hausverbot in einem Jugendzentrum ausgesprochen werden) dürfen keinesfalls vor Peer- oder Bezugsgruppen wie FreudInnen, KollegInnen oder Bekannten des Gegenübers geführt werden. Hier kann es hilfreich sein, die Person(en) unter einem Vorwand in das Büro, in einen Besprechungsraum usw. zu "locken" (z.B. "Sorry, ich wollte dir gerade etwas Wichtiges zeigen, aber das befindet sich bei uns im Büro. Kommst du kurz mit?").

Im Kontext von Gewaltprävention beschreibt der **Mindestabstand** die empfohlene Entfernung von einer Person zu einem/einer AggressorIn.

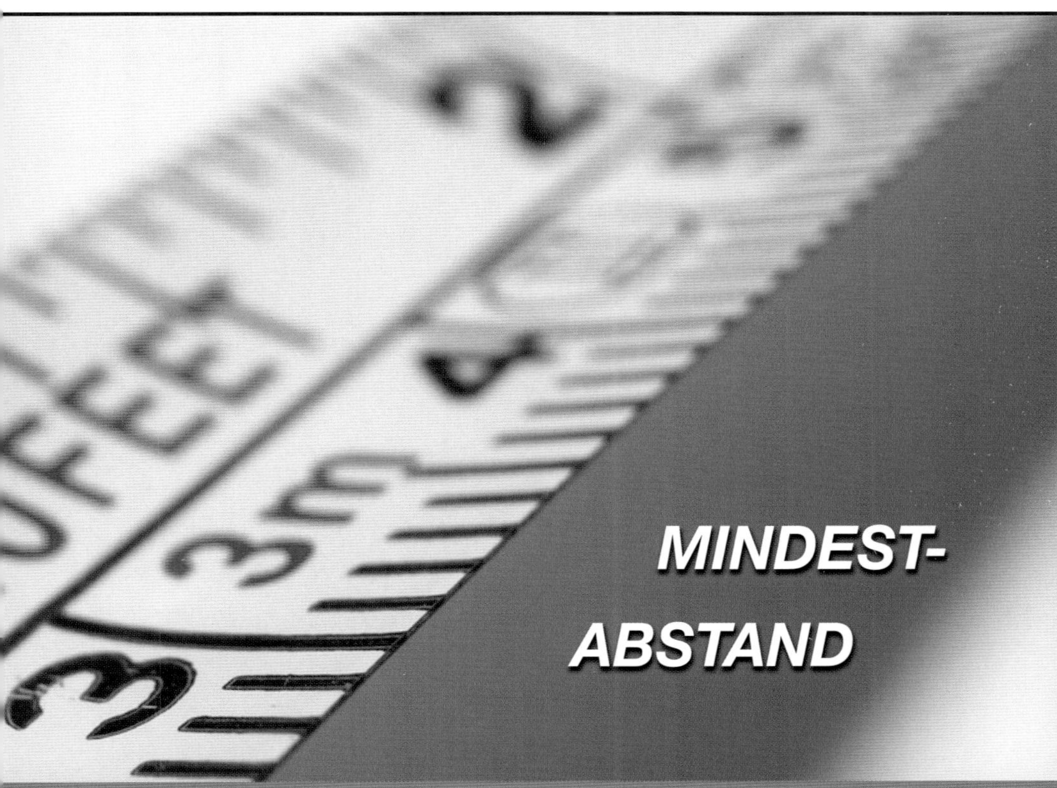

In vielen Konflikt- und Gefahrensituationen entscheidet der Abstand zu einem/r potentiellen AggressorIn, ob, wie stark und wie schnell eine Situation eskalieren kann.

Nach den sexuellen Übergriffen in der Kölner Silvesternacht 2015/2016 hatte die Kölner Oberbürgermeisterin Henriette Rekers dazu geraten, immer mindestens eine Armlänge Abstand zu Fremden zu wahren. Für diese Aussage wurde sie vor allem von einigen Medien zurecht massiv kritisiert, da die Frauen bei den Übergriffen von einer großen Anzahl Männer umzingelt wurden und so die Chancen, die Übergriffe mit eigenen Mitteln abzuwenden, sehr gering waren. Mit dem "Abstandsbegriff" griff Frau Rekers aber einen Grundaspekt in der Deeskalation und Gefahrenabwehr auf, der normalerweise zu wenig Aufmerksamkeit bekommt.

Damit wir uns dem Thema nähern können, müssen wir uns davor kurz die unterschiedlichen **Distanzzonen** anschauen:

Die intime Zone: 0 Zentimeter bis ca. 60 Zentimeter

In diese dürfen Familienmitglieder und gute FreundInnen (z.B. zur Begrüßung) eintreten. Wer hier ohne Berechtigung eindringt, wird in der Regel als Bedrohung wahrgenommen.

Die persönliche Zone: ca. 60 Zentimeter bis ca. 1,20 Meter

Dieser Bereich ist für Bekannte oder KollegInnen vorbehalten und dort finden vor allem Begrüßungen und Small-Talk statt. Wenn hier fremde Personen eindringen, kann das von Irritationen bis hin zur Ablehnung oder zu Ängsten führen.

Die soziale Zone: ca. 1,20 Meter bis ca. 3,60 Meter

Das ist der klassische Abstand, den man zu fremden Personen einhält. Kontakte in dieser Distanz werden in der Regel als nicht belästigend oder bedrohlich wahrgenommen.

Die öffentliche Zone: Mehr als 3,60 Meter

Wer mehr als 3,60 Meter von uns Abstand hält, wird in der Regel nicht wahrgenommen.

Obgleich sich individuell und in unterschiedlichen Kulturkreisen die Distanzzonen etwas von einander unterscheiden können, kann man doch festmachen, dass jeder Mensch ein natürliches Gespür (siehe Kapitel Instinkt) dafür hat, wer sich wie weit nähern darf. Der Hintergrund ist einfach: Um so näher jemand ist, um so größer ist die Gefahr, bei einem Übergriff verletzt zu werden. D.h. die Handlungsmöglichkeiten, einen Konflikt zu deeskalieren oder eine Gefahr abzuwehren, verringern sich, je näher ein/e AggressorIn ist (z.B. ist es schwieriger wegzulaufen, wenn man bereits festgehalten wird). Zur Visualisierung stelle dir bitte folgendes einfaches Beispiel vor: Eine Person, die ca. drei Meter Abstand zu dir hat, schlägt unvermittelt mit der Faust nach vorne. Das wird uns evtl. erschrecken und hoffentlich unseren Gefahrenradar (siehe Kapitel Frühwarnsignale) aktivieren, aber eine Verletzung werden wir nicht erleiden. Ein anderes Mal schlägt eine Person ohne Ankündigung mit ca. 60 Zentimeter Abstand in deine Richtung. Hier sieht das dann ganz anders aus: Je nachdem wie zielsicher und stark der Schlag geführt wird, kann das zu einem einfachen Veilchen, bis hin zur Bewusstlosigkeit oder sogar zum Tod führen.

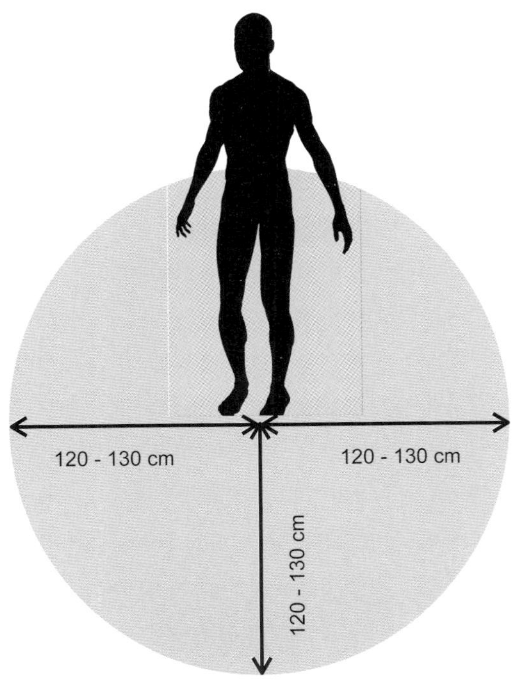

Das ist der Grund, warum wir in meinen Workshops gerade für Situationen, in denen man ein ungutes Gefühl hat, provoziert oder beleidigt wird, einen Mindestabstand von einer Armlänge plus einer Schrittlänge trainieren. Das sind dann je nach Größe der Person ca. 120 bis 130 cm, was in etwa der sozialen Zone entspricht. Um diesen Mindestabstand gerade in Extremsituationen wahren zu können, ist dann aber ein ganzer Körpereinsatz, wie z.B. Schreien, Arme ausstrecken, schnelles Gehen oder sogar Weglaufen in hohem Tempo, notwendig.

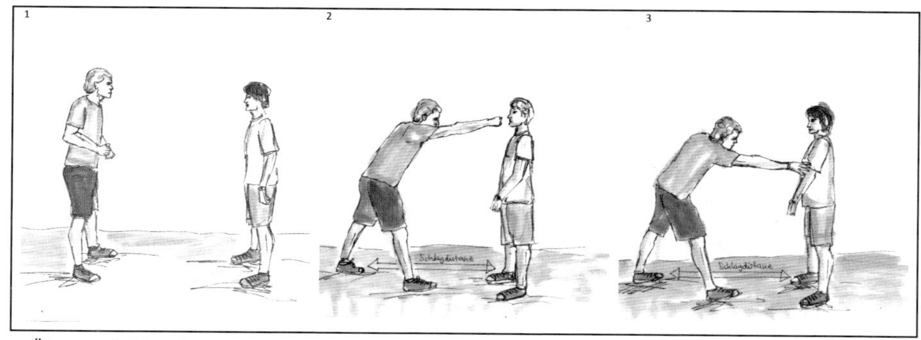

Übung „Schlagdistanz“: Welchen Abstand muss zu einem/einer potentiellen AggressorIn gehalten werden, damit man ich nicht festgehalten oder geschlagen werden kann?

Falls du beim Lesen dieses Kapitels kopfnickend festgestellt hast, „Ja klar, dass man Abstand hält, ist ja normal und das macht man ja eigentlich automatisch“, dann bitte ich dich, dass du dich nochmal selbst prüfst: Hältst du immer „genügend“ Abstand, insbesondere bei Fremden, z.B. wenn dich jemand am Bahnhof nach dem Weg fragt, dir sein Ticket vor deine Augen hält und deswegen bis auf ca. 30 bis 60 cm an dich heranrückt? D.h. gehst du auf Nummer sicher und forderst die Person z.B. freundlich, aber bestimmt auf, dir das Ticket in die Hand zu geben, um so die persönliche Zone besser wahren zu können?

In meinen Selbstbehauptungsworkshops, die ich auch speziell für Frauengruppen anbiete, machen wir hierzu folgendes Rollenspiel:
Wir simulieren einen Einkauf in einer Fußgängerzone und die Begegnung mit einer fremden Person. Die Hälfte der TeilnehmerInnen verlässt den Raum. Jede dieser Personen soll sich nach Rückkehr jeweils einer der Personen, die im Raum verblieben sind, unter einem Vorwand mit dem Ziel nähern, so weit und so lange wie möglich in die intime Zone einzudringen, ohne dabei körperliche Gewalt anzuwenden. Die Personen die im Raum verblieben sind, werden nicht in diesen Auftrag eingeweiht, aber darauf hingewiesen, sich so

zu verhalten, wie sie es im normalen Leben auch machen würden. Der Raum ist so gestaltet, dass ein Entfernen aus der Situation, z.B. durch Weggehen oder Weglaufen, möglich ist.
Was denkst du, wie geht so etwas aus? Viele der Personen, die den Weg zum nächsten Drogeriemarkt erfragten oder einfach nur über das Wetter geredet haben, schafften es, sich viele Sekunden oder sogar einige Minuten in der intimen Zone aufzuhalten. Einige, obgleich diese manchmal sogar anzügliche Themen wie „Du hast aber einen tollen Körper“ zur Kontaktaufnahme nutzten, konnten sogar die eine oder andere Berührung durchführen. Der Körpersprache, Mimik und Gestik nach war es den meisten Personen, die die Annäherungen erduldeten, zwar sichtlich unangenehm, aber klare Anweisungen auf Abstand zu gehen, der Einsatz von einfachen Abstandstechniken wie die Arme ausstrecken (siehe Kapitel Selbstverteidigung) oder gar ein Entfernen aus der Situation durch Weggehen oder Weglaufen, kam erstaunlich selten vor. Der Grund, warum sich in diesem Rollenspiel viele sehr schwer tun persönliche Grenzen durchzusetzen, ist unter anderem darin zu finden, dass Alltagsthemen wie nach dem Weg fragen oder Ähnliches genutzt wurden, um langsam oder manchmal auch abrupt in die intime Zone zu gelangen. Dieses Vorgehen vermittelt eine trügerische Sicherheit, damit die Annäherungen, die durchweg als irritierend und bedrohlich wahrgenommen werden, ausnahmsweise erduldet werden. Viele der TeilnehmerInnen berichten nach dem Rollenspiel so oder so ähnlich: „Eigentlich lasse ich ja keine Fremden so nah an mich ran, aber auch wenn die Person sehr komisch wirkte und es echt unangenehm war, war sie doch freundlich. Jeder fragt doch mal nach dem Weg, da muss doch jemand helfen. Und wenn es schlimmer gekommen wäre, z.B. wenn die Person mich festgehalten hätte, dann hätte ich da sicherlich noch einen Ausweg gefunden.“ Deswegen ist es kein Zufall, dass sich „echte“ TäterInnen oft mit Alltagsthemen die nötige Nähe erschleichen, um geplante Übergriffe (z.B. sexuelle Belästigung oder Raub) einfacher umsetzen zu können.

Zusammenfassend lässt sich daher festhalten, dass du in konfliktreichen und bedrohlichen Situationen, aber auch im Kontakt mit unbekannten oder schwer einzuschätzenden Personen, zumindest immer die persönliche Zone wahren solltest. Zusätzlich ist es ratsam, dass du dein persönliches Gefahrenradar (siehe Kapitel Frühwarnsignale) insoweit aktivierst, dass auf plötzliche und unvermittelte Bewegungen (z.B. die Person macht einen Schritt auf dich zu) oder bedrohliche und gefährliche Handlungen (z.B. die Person versucht dich anzufassen oder festzuhalten) schnell und effektiv reagiert werden kann (z.B. Ausweich- und Abstandshandlungen oder Flucht). Die Beachtung eines Mindestabstands birgt zudem den Vorteil, dass du z.B. auf Beleidigungen und Provokationen wahrscheinlich weniger impulsiv reagieren wirst, als wenn sich der/die AggressorIn in unmittelbarer Nähe zu dir befinden würde.

Unter **Wahrnehmung** versteht man einen Informationsverarbeitungsprozess, durch den ein Individuum Kenntnis von sich selbst und von seiner Umwelt erhält.

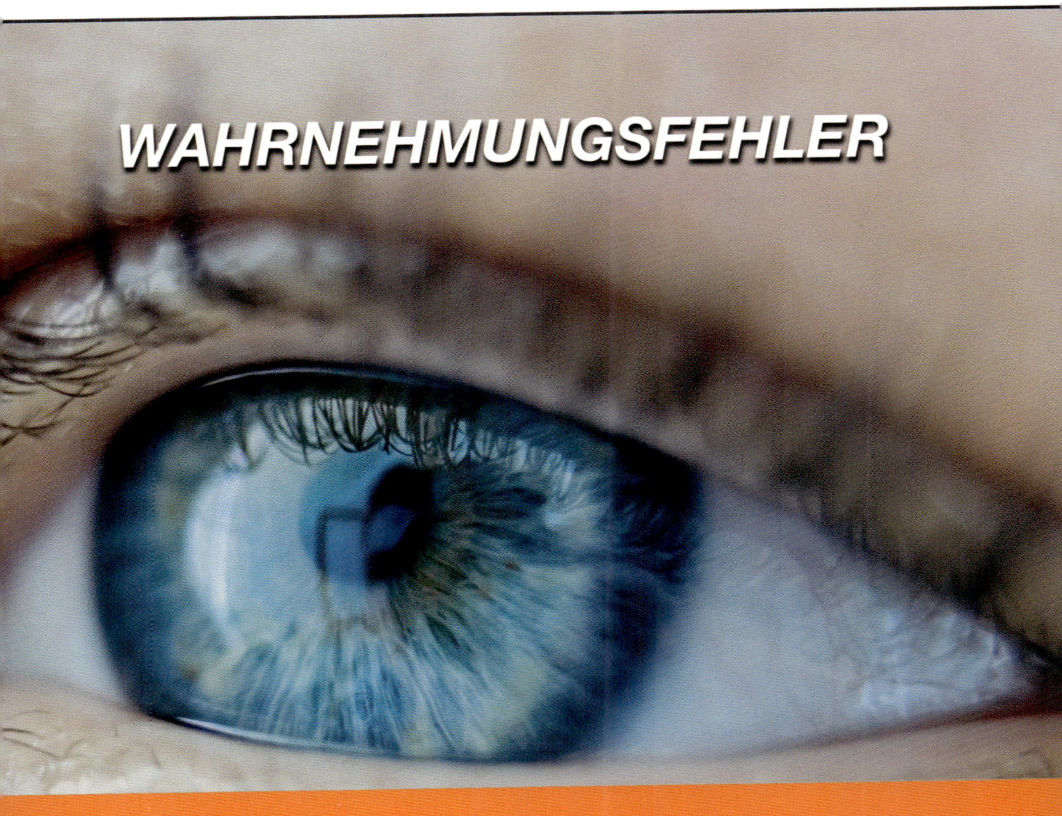

Gerade in Konflikt- und Gefahrensituationen kommt es zu sog. Wahrnehmungsfehlern, was dazu führen kann, dass eine Situation eskaliert.

In Konflikt- und Gefahrensituationen müssen wir tausende Informationen in nur kurzer Zeit verarbeiten. Wenn es dabei zu Fehlern kommt, kann es sein, dass wir Situationen falsch einschätzen (z.B. eine ungefährliche Situation als gefährlich) und versuchen, diese Situation auf dem uns bekannten Weg zu lösen (z.B. durch Schlagen bei einer wahrgenommenen Bedrohung). Das kann dann sogar Auswirkungen auf eine Gruppe von Menschen haben, indem diese die Reaktion der einzelnen Person als Anlass nimmt, die selbe Situation auch als gefährlich einzuschätzen, obgleich sie das ohne die Reaktion der einzelnen Person nicht gemacht hätte.

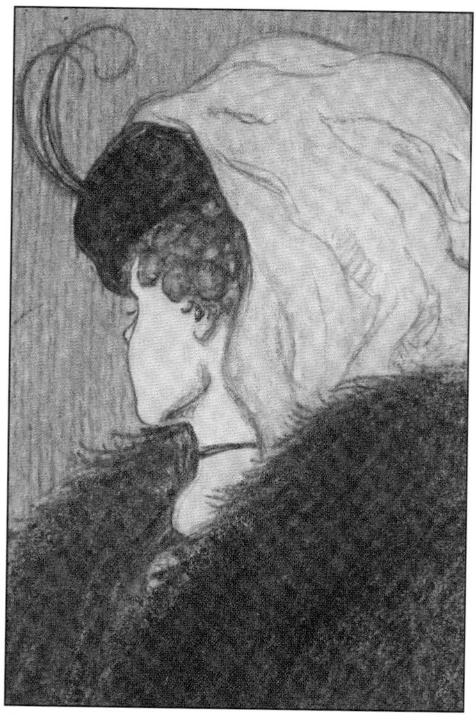

My Wife and my Mother-in-Law, aus Wikimedia Commons.

Hier siehst du ein bekanntes Bild, das in der Wahrnehmungspsychologie gerne zur besseren Veranschaulichung verwendet wird. Was siehst du zuerst? Eine alte oder eine junge Frau? Wahrscheinlich wirst du anfangs nur eine Person wahrnehmen und erst nach längerer Zeit wirst du auch die zweite Person entdecken. Falls du beim Lesen gerade nicht alleine bist und darüber berichtet hast, welche Frau du siehst, dann ist es wahrscheinlich, dass die Person neben dir gerade das Bild nach Merkmalen derjenigen Frau absucht, die du zuerst wahrgenommen hast. Das hat die Folge, dass auch diese Person zuerst die Person sieht, die du zuerst gesehen hast. Falls ich dir verschwiegen hätte, dass sich in dem Bild zwei Menschen verbergen, kann es ebenfalls gut sein, dass du nur eine Person wahrgenommen hättest.

Gerne möchte ich mit dir ein weiteres Experiment wagen. Damit das funktioniert, muss du mir aber versprechen, dass du dich genau an die Regeln hältst. Schau dir bitte den folgenden ca. einminütigen Film www.youtube.com/watch?v=HVALCbfAG00[7] an und achte dabei nicht auf die Beschreibung. Wieviele Pässe wurden geworfen? Gerade wenn du versucht hast sehr aufmerksam zu sein, hast du dabei evtl. den durch das Bild laufenden Gorilla übersehen. Falls das zutrifft, ist das eine weiteres Beispiel dafür, wie gut oder wie schlecht unsere Wahrnehmung funktioniert. Die Wissenschaft spricht hier von der sog. Veränderungsblindheit, d.h. wir nehmen bevorzugt Objekte wahr, auf die wir zuvor unsere Aufmerksamkeit gelegt haben.

Wir können also festhalten, dass es nicht immer die eine „richtige“ Wahrnehmung gibt und deshalb die gleiche Situationen unterschiedlich interpretiert wird. Die Gründe dafür sind vielfältig, weil unser Gehirn einfach nicht in der Lage ist, gerade wenn es drunter und drüber geht, alle Informationen „richtig“ zu verarbeiten. Unter anderem spielen dabei auch unsere Ängste, Vorurteile und Meinungsbilder (das sind bildhafte Eindrücke von einer Meinung, die wir zu einer Situation oder einem Ereignis haben), die jeder von uns mitträgt, eine große Rolle.

In einem meiner Antigewalttrainings mit TäterInnen habe ich einen jungen Mann kennengelernt, der zu der Zeit unter anderem wegen einem Körperverletzungsdelikt eine längere Freiheitsstrafe in einer Justizvollzugsanstalt verbüßte. Diese Körperverletzung hatte sich folgender Maßen zugetragen: An einem Wochenendabend war er mit seinem besten Freund, zu dem er fast schon ein väterliches Verhältnis hatte, zu Fuß unterwegs zu einer Disco. Da er Zigaretten kaufen wollte, ließ er seinen Freund kurz allein. Als er zurückkam, sah er aus ca. zehn Meter Entfernung, dass ein ihm bis dahin unbekannter Mann mit seinem Freund sprach. Aufgrund der Körperhaltung, der

[7] Falls der Link nicht mehr verfügbar sein sollte, suche in YouTube nach „unsichtbarer Gorilla“.

Mimik und der Gestik der beiden Männer nahm er an, dass sein Freund bedroht wird und Hilfe benötigt. Deswegen lief er, ohne etwas zu sagen oder zu fragen, hin und schlug dem fremden Mann in kürzester Zeit mehrmals mit der Faust ins Gesicht. Danach teilte ihm sein Freund geschockt mit, dass der Mann nur nach dem Weg zu der Disco gefragt hat.

Dieses Beispiel veranschaulicht sehr gut, warum ich den TeilnehmerInnen meiner Trainings für Situationen, in denen nicht eindeutig ersichtlich ist, ob sie gefährlich oder bedrohlich sind, diese eine Frage ans Herz lege: „Darf ich kurz fragen, was hier los ist?“ Gerade in Situationen, in denen noch keine unmittelbare Eskalation droht, sollten wir zuerst genau beobachten, statt sofort zu interpretieren, und gegebenenfalls weitere Informationen einholen.[8]
Aber genauso wichtig ist es, dass man andere Personen (auch ZuschauerInnen), die Gesprächsinhalte oder Gesten evtl. falsch interpretiert haben, auf mögliche Missverständnisse hinweist. Z.B. kann ein Daumen nach oben, der in westlichen Kulturkreisen für die Zahl Eins oder eine Zustimmung steht, in Australien und Nigeria als nachdrückliche Aufforderung zu „verschwinden“ und von Menschen aus dem mittleren Osten sogar als Beleidigung verstanden werden.

Darüber hinaus ist es sogar möglich unsere Wahrnehmungsfähigkeiten zu schärfen. So durchlaufen z.B. Spezialeinheiten von Polizei und Militär zu Übungszwecken regelmäßig Situationen mit einer Reizüberflutung. Auch wir können uns z.B. an einem sonnigen Tag mitten in eine stark frequentierte Fußgängerzone setzen, um dort die Menschenmassen zu beobachten. Lassen sich Muster erkennen und Vorhersagen treffen? Z.B. wer geht wohin? Welches Geschäft wird eher von jüngeren und welcher Laden mehr von älteren Menschen besucht? Wo gehen mehr Frauen als Männer hinein? In welchem Geschäft bleiben die Menschen am längsten? Was wird am meisten

---

[8] Das Handlungskonzept der Gewaltfreien Kommunikation von Marshall B. Rosenberg findest du im Kapitel kommunikative Deeskalation.

gekauft, gegessen und getrunken? Welche Modetrends lassen sich beobachten? Wer gibt einer bedürftigen Person Geld und wer nicht? Welche Beziehung haben die Personen einer bestimmten Menschengruppe zueinander und über was wird dort gerade gesprochen? Ist die Stimmung freundlich, distanziert oder sogar feindselig? Löst sich diese Gruppe bald auf oder werden die Personen noch etwas weiterreden? Durch genaues Beobachten lassen sich evtl. diese oder ähnliche Fragen klären, schulen dabei unsere Augen und Ohren, verbessern unsere Antizipationsfähigkeiten und lernen Wichtiges von Unwichtigem zu unterscheiden. So helfen wir unserer Kognition dabei, bei zukünftigen Konflikt- oder Gefahrensituationen richtige Schlüsse aus den vorhandenen Informationen zu ziehen.

Mit **Körpersprache** meint man die nonverbale Kommunikation, wie Mimik, Gestik und Körperhaltung.

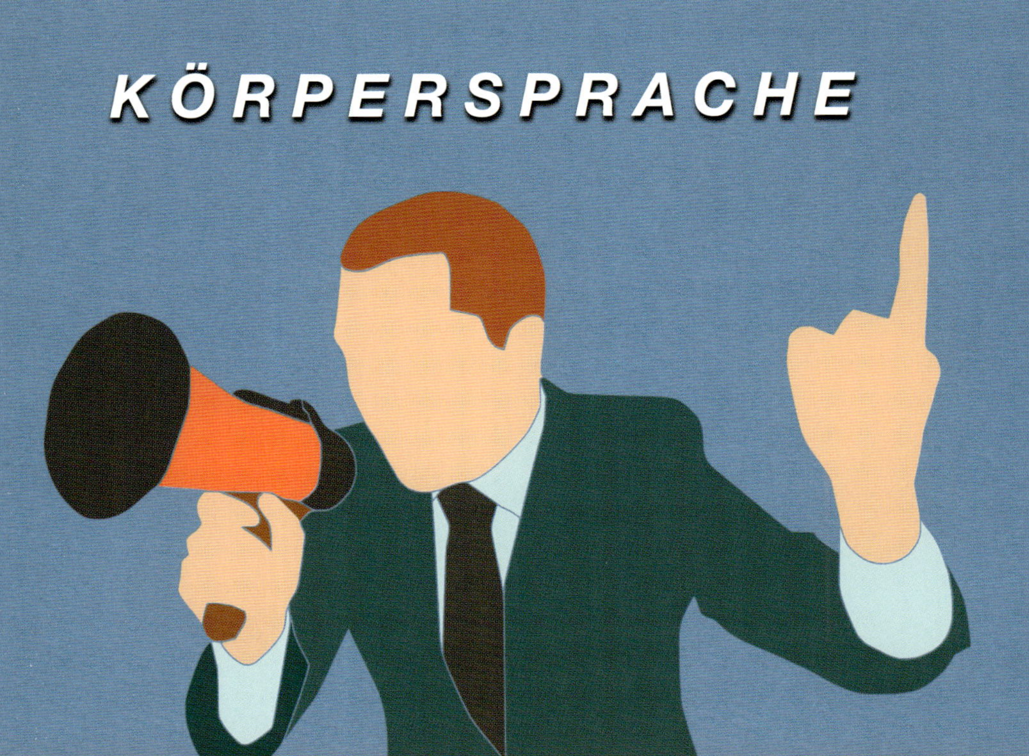

Unser Körper sendet in Konflikt- oder Gefahrensituationen viele Botschaften, die einen entscheidenden Einfluss darauf haben können, wie sich die Situation entwickeln wird.

Wenn wir mit einer Person sprechen, dann kommt von 100 Prozent einer Botschaft etwas mehr als 50 Prozent über unsere Körpersprache bei der anderen Person an.[9] Allein mit unserem Gesicht, das mit 43 Muskeln ausgestattet ist, verrät unsere Mimik sehr viel darüber, wie es uns gerade geht. Unser Gegenüber braucht für die Verarbeitung dieser Signale nur Millisekunden bis zu wenigen Sekunden. Deshalb ist es gerade in Konflikt- und Gefahrensituationen wichtig, dass wir uns unserer Körpersignale bewusst sind. Und da wir nicht nicht kommunizieren können (das ist eine wichtige Erkenntnis der Kommunikationsforschung), ist es sinnvoll, die Körpersprache zielgerichtet einzusetzen, um so z.B. aus einer Bedrohungssituation oder einer sexuellen Anmache glimpflich herauszukommen.

Hierzu schauen wir uns am besten an, welche Außenwirkungen unsere Körperhaltung, Mimik und Gestik haben können:

1. Lassen wir die Schultern und den Kopf hängen, wirken wir schlaff und kraftlos und wir machen einen Rundrücken (sog. unterspannte Haltung).
2. Spannen wir die Muskeln an, ist die Mimik dabei unbeweglich und drücken wir den Oberköper nach hinten, wirken wir verkrampft, überfordert und unter Druck (sog. überspannte Haltung).
3. Schauen wir mit den Augen von unten nach oben (bei gesenktem Kopf und verdecktem Hals), wirken wir verunsichert, unterlegen, unterwürfig, mutlos und ängstlich.
4. Machen wir kleine, leise Schritte und ist unser Gang langsam und zögerlich, wirken wir plan-, ziellos und ängstlich.

Nimmt ein/e AggressorIn ein oder mehrere dieser Signale bei uns wahr, ist die Chance groß, dass er/sie uns unabhängig unseres Alters, unserer Körpergröße und unserer Funktion als wenig selbstbewusst, kaum handlungsbereit, überfordert und ängstlich einschätzt. Das erhöht die Gefahr, dass er/sie sein/ihr Ansinnen weiterverfolgt bzw. umsetzt.

---

[9] Ca. 40 Prozent werden über die Sprache und weniger als zehn Prozent über den Inhalt, z.B. die benutzten Worte, vermittelt.

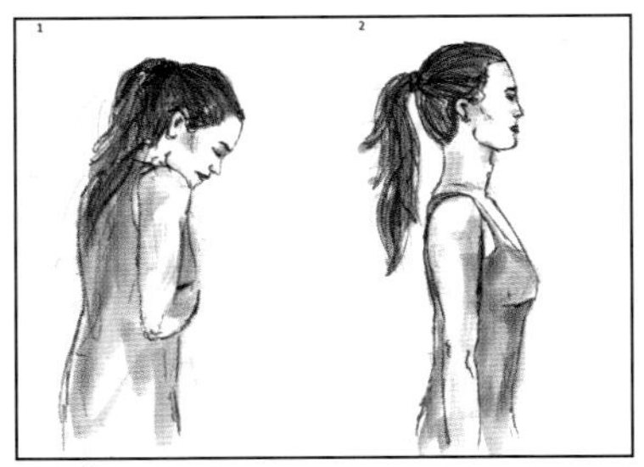

Ängstliche vs. selbstbewusste Körperhaltung.

Wie können wir aber unsere Körperhaltung, Mimik und Gestik zielgerichtet einsetzen, damit wir selbstbewusst, handlungsfähig, mutig und zielorientiert wirken?

1. Gerade, aufrechte Haltung, entspannte, leicht nach hinten gezogene Schultern und gerader Kopf, ohne dabei in Unter- oder Überspannung zu verfallen (am besten übt man das vor einem Spiegel und stellt sich vor, dass ein unsichtbarer Marionettenfaden, der oben am Kopf angebracht ist und mittig durch den ganzen Körper führt, von oben senkrecht angezogen wird und so unseren Körper aufrichtet).
2. Zügiger, gleichmäßiger Gang mit festen Schritten (aber nicht zu fest auftreten, denn das wirkt provokant).
3. Blick gerade aus, aber nicht mit leicht nach hinten gekipptem Kopf von oben nach unten schauen, denn das wirkt überheblich und arrogant. Passiert etwas, sollte der Blick dort hingerichtet werden.
4. Sprechen wir mit dem/der AggressorIn oder stehen wir ihm/ihr gegenüber, halten wir so lange Blickkontakt, bis sich die Situation verändert (z.B. durch unsere Flucht oder bei Abbruch der Situation durch AggressorIn). Allerdings darf dies nicht aufdringlich oder gar provozierend wirken. Sinnvoll kann es sein, immer wieder kurz wegzuschauen. Allerdings dürfen wir den/die AggressorIn dabei nicht komplett aus den Augen verlieren. Wenigstens aus den Augenwinkeln müssen wir die Person weiterhin beobachten (aufgrund des Risikos eines plötzlichen Übergriffes).
5. Wenn wir stehen, platzieren wir unsere Beine hüftbreit (so sind wir „standhaft“ und fallen, z.B. wenn wir geschubst werden, nicht gleich um). Unsere Arme hängen dabei mit geöffneten Händen leicht angewinkelt und locker an unserem Körper herunter. So wirkt die Position der Arme und Hände unauffällig und nicht provokant, falls man aber einen Griff oder einen Schlag abwehren muss, sind sie einsatzbereit.

6. Im Sitzen sollten wir uns an der Rückenlehne anlehnen und die Handflächen nach unten auf Oberschenkel oder Armlehnen legen. Die Rückenpartie und der Kopf werden dabei gerade und die Beine hüftbreit positioniert. Keinesfalls sollten wir in den Stuhl „hineinsinken“ oder auf der Stuhlkante sitzen, da dies als wenig selbstbewusst oder sogar als ängstlich gedeutet werden kann. Spitzt sich eine Situation zu (z.B. wir werden angeschrien oder bedroht), sollten wir unverzüglich aufstehen, um so unsere Handlungsmöglichkeiten zu erweitern.[10]

Ein Experiment, das von einer Hochschule in Zusammenarbeit mit der Polizei durchgeführt wurde, unterstreicht die Bedeutung der Körpersprache bei körperlichen Übergriffen. Getrennt durch einen sog. One-Way-Spiegel (man kann nur von einer Seite durch den Spiegel schauen) beobachteten zehn männliche Sexualstraftäter zehn Frauen, die alle eine ähnliche Statur aufwiesen, ungefähr im gleichen Alter waren und ähnliche Kleidung trugen. Diese bewegten sich in einem Raum für kurze Zeit auf und ab, ohne dabei zu sprechen. Die Täter wurden danach befragt, welche dieser Frauen für einen möglichen sexuellen Übergriff in Frage kämen. Neun von den zehn Tätern haben sich dabei für ein und dieselbe Person entschieden. In der zweiten Phase des Experiments wurden die Straftäter gegen andere zehn Sexualstraftäter ausgetauscht und die Frau, die zuvor neunmal ausgewählt wurde, bekam in einem kurzen Training gezeigt, wie eine Körpersprache aussieht, die selbstbewusst, handlungsfähig, mutig und zielorientiert wirkt. Als dann die „neuen“ Sexualstraftäter nach der Beobachtung der Frauen danach befragt wurden, wen sie auswählen würden, wurde diejenige Frau, die zuvor neunmal ausgewählt wurde, kein einziges Mal mehr ausgewählt.

Deshalb berichte ich den TeilnehmerInnen meiner Workshops, dass es relativ egal ist, wie alt und wie groß man ist, welches Geschlecht man hat oder ob

[10] Einige Punkte des Kapitels: Vgl. Mit dem ersten Eindruck begeistern, Blume J. D., Humboldt, Hannover, 2014 u. Körpersprache verstehen, Matschnig M., Gabal Verlag, Offenbach, 2015.

man sportlich oder unsportlich ist. Entscheidend ist es, dass man in der sog. BCC-Phase (siehe Kapitel BCC-Phase), in der ein/e AggressorIn mit einem möglichen Opfer in Kontakt tritt, eine selbstbewusste Körpersprache zeigt. Manche TeilnehmerInnen meiner Workshops, insbesondere junge trainierte Männer, verbinden mit einer selbstbewussten Körpersprache oft eine Körperhaltung, Mimik und Gestik, die eher als provokant gedeutet werden kann, oder die zumindest signalisiert: „Komm nur her, ich bin dazu bereit!" Typisch hierfür sind eine geballte Faust, ein nach vorne geneigter Oberkörper, die Suche nach Nähe, angehobene Arme oder auch nonverbale Beleidigungen. Nicht nur deshalb ist es ratsam, seine Körpersignale zu prüfen, z.B. indem man sich in verschiedene Konfliktsituationen hineinversetzt und vor einem Spiegel übt. Auch kann es sehr aufschlussreich sein, Familienmitglieder, FreundInnen oder Bekannte zu befragen, wie sie unsere Körpersprache in zurückliegenden Konflikt-, Bedrohungs- oder Gefahrensituationen wahrgenommen haben.

Unter **kommunikativer Deeskalation** versteht man alle verbalen Kommunikationssysteme und -modelle, die zur Deeskalation einer Konflikt-, Bedrohungs- oder Gefahrensituation beitragen können.

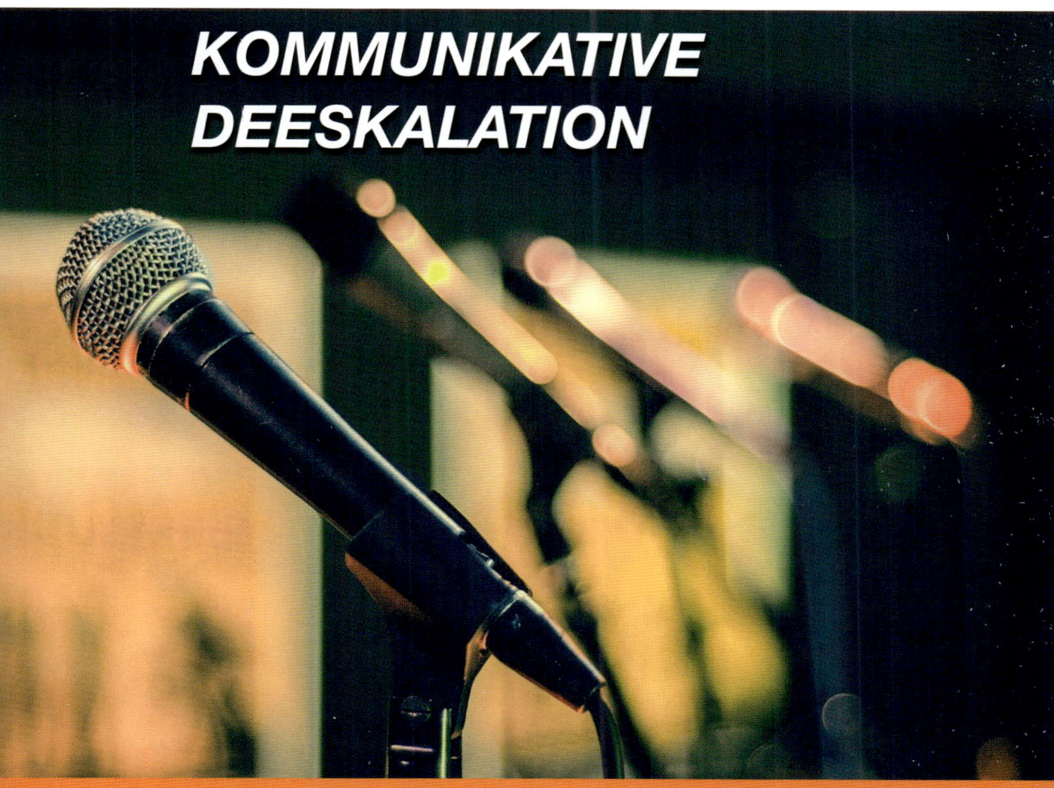

In den meisten Konflikt- und Gefahrensituationen reagiert der/die AggressorIn auf eine Ansprache. Wichtig ist, dabei den „richtigen“ Ton zu treffen.

In den allermeisten Fällen ist der/die AggressorIn zugänglich für eine Ansprache. Deshalb ist es möglich, verschiedene deeskalierende Kommunikationssysteme und -modelle auszuprobieren, um eine konfliktreiche Situation zu befrieden. Dabei darf aber nicht vergessen werden, dass manche Krisen für eine verbale Deeskalation ungeeignet sind. Das sind alle Situationen und Übergriffe, die schon von langer Hand geplant sind (z.B. Körperverletzung aus Rache oder Raub) oder solche, die schon sehr weit fortgeschritten (z.B. jemand greift nach einem Messer und will zustechen) oder kaum überschaubar sind (z.B. viele Handelnde). Ähnlich verhält es sich bei sexuellen Übergriffen und wenn der/die AggressorIn aufgrund starker Erregung, Verwirrung oder Kontrollverlust (z.B. Alkohol- oder Drogenkonsum, psychotischem Verhalten) nicht mehr erreicht werden kann.
Folgende Gesprächstechniken und -haltungen können sich insbesondere in den frühen Phasen von Konflikten bewähren. Da die unterschiedlichsten Deeskalationsansätze auf Kommunikation setzen, findest du auch in anderen Kapiteln des Buches weitere deeskalierende Kommunikationstechniken.

LIMO-Gesprächstechnik

Hier geht es vor allem darum, dem/der AggressorIn entgegenzukommen und das Problem als gemeinsames Problem darzustellen.

Loben:

Der/die AggressorIn bekommt formal Anerkennung, aber nicht für den Inhalt („Das ist eine gute Frage, ich schätze sehr, dass du die Probleme so direkt ansprichst.").

Interesse:

Dem/der AggressorIn wird Interesse signalisiert und auf eine gegensätzliche Meinung (erstmal) verzichtet („Das ist aber interessant, darüber musst du mir mehr erzählen.“).

Mängel:

Dem/der AggressorIn wird zugestanden, dass ein Fehler oder ein Mangel vorliegt („Da hast du Recht, dass ist nicht in Ordnung, darauf muss ich besser achten.“).

Offenheit:

Dem/der AggressorIn wird Gesprächsbereitschaft signalisiert, um den Weg für eine sachliche Konfliktlösung zu öffnen („Wir nehmen uns da auf jeden Fall die nötige Zeit, damit wir eine Lösung finden können.“).

Gewaltfreie Kommunikation nach Rosenberg

Dieses Handlungskonzept soll für eine vertrauensvolle und wertschätzende Kommunikation sorgen und zielt auf eine friedliche Konfliktlösung ab.

Beobachtungen statt Interpretationen:

Dem/der AggressorIn werden Beobachtungen mitgeteilt, auf eine Auslegung, eine Bewertung, Verallgemeinerung oder Ähnliches wird verzichtet („Du hast mein Glas vom Tisch genommen“ vs. „Du willst mein Glas stehlen!“).

Gefühle statt Denken:

Dem/der AggressorIn werden Gefühle offengelegt, nicht aber Gedanken („Die Situation macht mir Angst“ vs. „Ich denke du bist ein brutaler Typ und vor dir muss man Angst haben.“).

Bedürfnisse statt Handlungsstrategien:

Dem/der AggressorIn werden Bedürfnisse mitgeteilt, auf Handlungen (vorerst) verzichtet („Ich möchte das Gespräch jetzt beenden und brauche etwas Ruhe“ vs. sofortiges Weggehen).

Bitten statt Forderungen:

Dem/der AggressorIn werden konkrete, erfüllbare Bitten unterbreitet, auf Forderungen samt negativer Konsequenzen wird (vorerst) verzichtet („Ich bitte Sie, dass Sie jetzt mein Büro verlassen“ vs. „Wenn Sie jetzt nicht weggehen, hole ich den Sicherheitsdienst, der Ihnen dann richtig Ärger machen wird!“).

Die vier A´s

Die aus der Mediation stammenden Gesprächsvariablen sind Voraussetzung für eine wertschätzende Streitschlichtung und Konfliktlösung. Sie können gerade dann hilfreich sein, wenn jemand von außen in einen Streit von anderen Personen eingreift (siehe Kapitel Zivilcourage).

Allparteilichkeit:

Du trittst als VermittlerIn auf, versucht möglichst neutral zu sein und unterlässt Gespräche, die sich wie Verhöre anfühlen („Bitte schildert mal alle den Konflikt aus eurer Sicht!").

Akzeptanz:

Du nimmst die Konfliktparteien gleich an, unabhängig ihrer Rolle, ihres Handelns, ihrer Stärken und Schwächen. Das kann nicht nur durch das gesprochene Wort (z.B. positive und verständnisvolle Wortwahl, offene Fragen), sondern auch über die Körpersprache (z.B. durch Kopfnicken, Blickkontakt) signalisiert werden.

Anerkennung:

Du zeigst den Konfliktparteien, dass du sie würdigst, achtest und respektierst. Das kann durch respektvolle und wertschätzende Sprache, Vermeidung von abwertenden Aussagen und Verallgemeinerungen und auch durch zugewandte Körpersprache ausgedrückt werden.

Affirmation:

Du bestätigst und bestärkst die Konfliktparteien positiv. Dazu gehören einfühlsames und aktives Zuhören, das Spiegeln von Gefühlen („Ich höre raus, dass es dir damit echt nicht gut geht") und das Unterbreiten von Komplimenten („Gut dass ihr euch wegen der Sache an mich gewandt habt. Das war sehr klug von euch!").

LEAF-Modell

Dieses Modell, das eigentlich entwickelt wurde um Probleme am Arbeitsplatz zu lösen, lässt sich auch bei anderen Konflikten gewinnbringend einsetzen, gerade wenn sie auf falsche Interpretationen oder missverständlichen Wahrnehmungen beruhen.

Listen (Zuhören):

Durch aktives Zuhören (und Fragestellen) lassen sich Missverständnisse und voreilige Schlüsse und Entscheidungen verhindern.

Empathie (Einfühlen):

Ein wohlwollendes Hineinversetzen in die Rolle und Gefühlswelt des Gegenübers ist Voraussetzung um das Handeln und die Beweggründe der anderen Person(en) zu verstehen.

Apologize (Entschuldigen):

Für eine Konfliktlösung ist es unerlässlich, dass sich Konfliktparteien für unangebrachte Aussagen und Handlungsweisen entschuldigen.

Fix (Problemlösung):

Sind die ersten drei Schritte geglückt, sollte der eigentliche Wesenskern des Konflikts angegangen werden. Sehr oft sind hier Kompromisse unverzichtbar.

Um diese vier Kommunikationsformen (LIMO, Gewaltfreie Kommunikation, die vier A´s und LEAF) erfolgreich einsetzen zu können, bedarf es allerdings einer gewissen inneren Haltung, die auf die sog. WIN-WIN-Strategie ausgelegt ist und das Ziel verfolgt, dass alle Konfliktparteien die Situation als Gewinner verlassen können. Zudem stößt man bei einer fortgeschrittenen Eskalation einer Situation, spätestens bei drohender Eigen- oder Fremdgefährdung, auf die Grenzen dieser auf Zusammenarbeit, Empathie und Wertschätzung ausgelegten Kommunikationsansätze.

Reframing bzw. Umdeutung

Bevor wir auf ein aggressives Verhalten reagieren, findet immer erst eine Interpretation und Bewertung statt. Das macht sich die aus der Systemischen Familientherapie stammende Technik zu Nutze. Sie ist daher keine bloße Kommunikationsform, sondern in erster Linie eine Methode, um konkrete Situationen, Geschehnisse und Handlungen in Sinn und Bedeutung umzudeuten. Im Kontext einer Konflikt- oder Gefahrensituation können z.B. Beleidigungen so umgedeutet werden, dass sie weniger oder gar nicht negativ verstanden werden. Z.B. kann eine Aussage wie „Du bist so ein Vollidiot, mir reicht es heute wirklich!“ auch in dem Sinne verstanden werden, dass das Gegenüber heute schon viel Stress und evtl. auch weitere Konflikte hatte und die Beleidigung in Wirklichkeit gar nicht auf uns abzielt. Das birgt den Gewinn, dass eine persönliche Erregung ganz verhindert oder zumindest vermindert wird und die Chance auf eine wertschätzende und lösungsorientierte Kommunikation gewahrt bleibt. Mit einem verständnisvollen und möglichen Gemeinsamkeiten betonenden „Bist du heute auch schon so durch?! Mir geht es genauso wie dir!“ kann man die Situation noch zusätzlich entschärfen. In meinen Trainings mit GewalttäterInnen ergänzen wir diesen Ansatz, indem wir gezielt alle provokanten, beleidigenden und konfliktreichen Inhalte ausblenden und wenn überhaupt nur auf die unverfänglichen bzw. auf die umgedeuteten Inhalte einer Aussage eingehen. Bei z.B. „Hey du Idiot, mach mal Platz!“ können wir die Beleidigung „Idiot“ einfach überhören und mit „Sorry, ich stehe schon wieder im Weg, bin schon weg“ nur auf den unkritischen bzw. den umgedeuteten Inhalt der Aussage (d.h. die Aufforderung, den Weg frei zu machen) eingehen. Da es in manchen Situationen nicht einfach ist, kritische Inhalte in einen positiven Rahmen zu versetzen, kann es manchmal hilfreich sein, einfach das Gegenteil von dem, was man gerade fühlt, auszusprechen. Z.B. wenn du von einer Person in ein Gespräch verwickelt wirst und dich deren Aussage(n) wütend machen: „Gut dass wir uns getroffen haben, es ist schön mit dir zu reden“ vs. „Warum hast du mich bloß angesprochen, das was du sagst, macht mich langsam echt wütend!“ Damit kann man nicht nur das eigene Erregungslevel verringern (wir fühlen, was wir sagen bzw. denken), sondern evtl. auch die Stimmung des Gegenübers und den Gesprächsablauf positiv verändern. Ich wende diesen Trick des Öfteren beim allabendlichen Zähneputzen mit meinen Kindern an, wenn sie so gar nicht mehr mitmachen wollen und ich innerlich immer wütender werde. Obwohl ich ihnen am liebsten „Es ist so furchtbar mit euch, ich bin total müde, ihr müsst schon längst im Bett sein und ihr macht hier überhaupt nicht mit!“ entgegenwerfen möchte, sage ich in einem ruhigen Ton und mit sanfter Stimme „Ihr seid die besten Kinder, die man sich nur vorstellen kann, und ihr putzt auch so gut Zähne, obwohl ihr schon so müde seid!". Auch wenn mich meine Kinder manchmal erstmal kurz irritiert anschauen, klappt das Zähneputzen in der Regel dann sehr viel besser, gerade weil auch ich mich mit meiner Aussage selbst merklich beruhigen konnte.

Tit for Tat-Strategie

Der Ausdruck beruht auf der englischen Redewendung „tip for tap" aus dem 16. Jahrhundert, in der beide Wörter in etwa Schlag bzw. Schubser bedeuten und grob als „Wie du mir, so ich dir" übersetzt werden kann. Diese kommunikative Deeskalationsstrategie, die aus der Spieltheorie[11] hervorgegangen ist, wird auch das Prinzip der bedingten Freundlichkeit genannt und z.B. sehr gerne von der Polizei im Umgang mit potentiellen GefährderInnen genutzt. D.h. solange die Person gegenüber freundlich und kooperativ ist, ist man das selbst auch, aber sobald sie unkooperativ oder aggressiv wird, müssen sofort die eigenen Interessen vertreten und die persönlichen Grenzen gewahrt und verteidigt werden. Zu Beleidigungen oder lautem Schreien sollte man sich dabei aber nicht hinreißen lassen. Ein sachlicher, aber doch deutlicher Hinweis auf das, was man will, was einen gerade stört, oder auf mögliche Konsequenzen des Verhaltens, ist zumeist ausreichend. Ist nach einer Intervention unser Gegenüber wieder freundlich, sollten auch wir wieder in eine kooperative Rolle zurück wechseln. Passivität ist in diesem Ansatz nicht gefragt, da sie als Schwäche und evtl. sogar als Einladung für konfliktreiches oder gewalttätiges Verhalten gesehen wird.

Beispiel: Ein/e WohngruppenbewohnerIn raucht in einem Nichtraucherbereich.

BetreuerIn (A) in einem freundlichen Ton: „Hallo, magst du bitte hier nicht rauchen und zum Raucherbereich hinübergehen?"

---

[11] In der Spieltheorie bezeichnet Tit for Tat die Strategie eines Spielers, der in einem mehrperiodigen Spiel im ersten Zug kooperiert und danach genauso handelt wie sein Gegenspieler in der jeweiligen Vorperiode.

BewohnerIn (B) in einem freundlichen Ton: „ Aber, kommen Sie, dass ist doch nicht so schlimm. Ich bin auch gleich fertig."
(A) in einem freundlichen Ton: "Ich möchte dich nochmals bitten, dass du rüber gehst. Dazu haben wir auch eine Vereinbarung."
(B) in einem genervten und herablassenden Ton: „Ey, Alte/r, reg dich doch nicht so künstlich auf und geh einfach weg!"
(A) in einem sachlichen, aber sehr bestimmenden Ton und etwas lauterer Stimme: „Ich will nicht, dass du so mit mir redest. Und du weißt, dass die Hausregeln für alle hier gelten. Wenn du jetzt nicht gehst, dann muss ich das in die Teambesprechung einbringen und dann kann dir z.B. das Ausgehen am Freitagabend gestrichen werden."
(B) in einem beschwichtigenden und kooperativen Ton: „Okay, sorry, ich hab´ es verstanden, ich wollte es ja nur mal versuchen."
(A) in einem freundlichen Ton und mit normal lauter Stimme: „Super, schön, dass du das verstehst."

Paradoxe Intervention (siehe auch kreativer Typus in Kapitel Konflikt- und Deeskalationstypen)
Diese Gesprächstechnik, die man in einer abgewandelten Form auch in der Psychotherapie einsetzt, versucht durch Verwirrung, Irritation und unerwartete und ungewöhnliche Äußerungen (und Handlungen) ein konfliktreiches oder bedrohliches Gespräch zu deeskalieren. Sie nutzt die Tatsache, dass Personen, die gerade wütend und erregt sind, ein hohes Stresslevel aufweisen und evtl. auf einen Streit oder sogar Schlimmeres aus sind, sich häufig gewissermaßen auf einer gedanklichen und emotionalen Einbahnstraße befinden. Diese endet dann entweder durch ein „Einknicken" des Gegenübers (Entschuldigung, der anderen Person wird Recht gegeben, Flucht usw.) oder führt zu einer Eskalation (Streit, Beleidigung, Bedrohung, körperliche Gewalt usw.).
Eine gezielte paradoxe Handlung kann den/die mögliche/n AggressorIn zumindest kurzzeitig aus der Bahn werfen und das negative Verhaltensmuster unterbrechen. So entsteht Raum für andere Handlungsweisen und es kann

wertvolle Zeit zum Nachdenken, zum Beruhigen, zum Umlenken oder Fliehen gewonnen werden.

Welche Ansätze sind sinnvoll?

1. Themenwechsel und/oder das Gespräch beenden

   Normalerweise sind wir es gewohnt, beim Thema zu bleiben, aber nicht nur bei völlig aus der Luft gegriffenen Anschuldigungen oder Bedrohungen kann es sehr wirkungsvoll sein, etwas völlig anderes anzusprechen. Z.B. Person A: „Was fällt dir ein, mich die ganze Zeit so anzuschauen, du Idiot!“ Person B: „Du, ich habe grade zwei Cocktails getrunken, mir ist so kotzübel.“ Diese Aussage liefert zudem einen guten Vorwand anschließend gleich den Weg zur Toilette zu suchen, um so das Gespräch beenden und Abstand zum/zur AggressorIn gewinnen zu können. Hierbei ist es wichtig, dass nicht das Verhalten des/der AggressorIn als Grund für das eigene Entfernen genannt wird, wie z.B. „Sorry, ich werde jetzt weggehen, denn mit so blöden und aggressiven Leuten wie dich mag ich mich erst gar nicht unterhalten!“, da dies womöglich zu einer Eskalation der Situation führen würde.

2. Nicht reagieren (siehe auch handlungsunfähiger Typus in Kapitel Konflikt- und Deeskalationstypen)

   In vielen Situationen kann es auch hilfreich sein, schon zu Beginn oder auch erst bei einer schon stärkeren Eskalation eines Gesprächs, nicht (mehr) auf die Ansprache(n) des Gegenübers zu reagieren. Das kann dazu führen, dass ein beginnender Eskalationskreislauf gestoppt oder sogar ganz unterbrochen wird. Falls das nicht funktioniert oder das Gegenüber durch dieses Verhalten evtl. sogar getriggert wird, solltest du aber auch schnell auf Handlungsalternativen zurückgreifen können.

3. Vorgeben, die Aussage(n) nicht zu verstehen

   Einem/einer möglichen AggressorIn ist es in der Regel wichtig, dass Vorwürfe, Beleidigungen usw. auch bei der gegenüberstehenden Person ankommen. Deshalb kann gerade bei fremden Personen empfohlen werden, vorzugeben, ...

- dass du dich nicht angesprochen fühlst
  Bsp.: Du gehst einen Weg entlang. Eine dir bis dahin unbekannte Person blickt dich an, beschreibt dein Aussehen und beleidigt dich. Du gehst weiter, schaust die Person kurz an und erwiderst: "Stimmt, die Person ist mir auch gerade über den Weg gelaufen."
- dass du den/die AggressorIn nicht verstehst
  Bsp.: Jemand spricht dich in einem aggressiven Ton und mit feindseliger Körpersprache an und du antwortest in einer dir geläufigen Fremdsprache: „Entschuldigung, ich bin nicht von hier, deshalb verstehe ich dich nicht, aber ich muss sagen, dass es hier echt schön ist." Umso weniger geläufig eine Fremdsprache ist, umso wirkungsvoller ist der deeskalierende Effekt. Deshalb eignet sich z.B. Englisch nur bedingt, da der/die AggressorIn das Gespräch evtl. in Englisch fortsetzen wird. Mit etwas Improvisationstalent lohnt es sich deshalb in einer Phantasiesprache zu sprechen.
- dass du psychisch krank bist
  Bsp.: Eine Gruppe bedroht dich und du fängst an wirr zu reden, wie z.B. „Habt ihr gewusst, dass heute Gott bei mir angerufen hat? Und dass ich im Radio schon gehört habe, dass ich euch heute treffen werde?" Eine dazu passende manische Mimik und Gestik kann die irritierende und verwirrende Wirkung zusätzlich noch verstärken.

4. <u>Die Aufmerksamkeit auf etwas anderes lenken und den/die AggressorIn verwirren</u>
   Wie auch in einem anderen Kapitel kurz beschrieben, weise ich bei einem Treffen auf eine Schlägerei gerne freundlich drauf hin, dass ich unweit entfernt die Polizei gesehen habe. In der Regel schaffe ich es so, dass sich diese sofort auflöst. Genau so macht es Sinn, dass ein/e LehrerIn z.B. bei einer Schlägerei im Klassenzimmer lauthals „Feuer, es brennt, lauft schnell raus zum Pausenhof!" schreit und zusätzlich noch den Feueralarm betätigt. Oder sie bittet den/die AggressorIn mit in das Sekretariat zu gehen, da gerade sein/ihre Mutter angerufen hat und Zuhause etwas

passiert ist. Eine andere, aber nicht weniger verwirrende und irritierende Methode ist es, als potentielles Opfer einen schweren körperlichen Notfall zu mimen. Viele AggressorInnen lassen sich durchaus davon beeindrucken, wenn ein Opfer nach einer Beleidigung oder einem harmlosen Schubser z.B. laut röchelnd und mit der Hand am Hals zusammenklappt. Hier kommt schnell die Angst vor einer (Mit-)Schuld und vor möglichen juristischen Konsequenzen ins Spiel. Auch erlebe ich es immer wieder, dass aus vormaligen AggressorInnen aus Mitgefühl handelnde Personen werden, die Erste Hilfe leisten wollen. Ab und an entfernen sich die AggressorInnen auch sofort vom Opfer, weil sie Angst haben, dass sich das Opfer erbricht oder einnässt und sie mit Erbrochenem oder Urin in Kontakt kommen könnten.

5. Humor

   Mit Humor zur richtigen Zeit kann man nicht nur Stimmungen verbessern, Verbindungen herstellen und Gemeinsamkeiten betonen, sondern sogar Konflikt- und Bedrohungssituationen entschärfen. Wichtig dabei ist ein gewisses Fingerspitzengefühl, da Humor immer subjektiv ist und natürlich auch missverstanden werden kann.

   Bsp.: Ein/e SchülerIn ist wütend und droht mit Stühlen zu werfen. Die/der LehrerIn bittet ihn/sie auch noch alle Tische zu schmeißen, weil die schon so alt und häßlich sind.

   Bsp.: Ein/e aufgebrachte/r KlientIn droht, wenn er/sie nicht bald das bekommt, was er/sie will, dass er/sie alles kurz und klein schlagen wird. Ein/e BetreuerIn weist ihn/sie darauf hin, dass im Baumarkt gegenüber gerade Hämmer und Sägen im Angebot sind.

6. Fragen stellen und/oder eine persönliche Verbindung herstellen

   Fragen sind nicht nur ein wichtiger Bestandteil einer guten Unterhaltung, sondern es lassen sich damit sogar konfliktreiche Situationen entschärfen. Wichtig dabei ist, dass du dabei nur unverfängliche Themen wählst und solche, die vom Gegenstand der Auseinandersetzung wegführen. Ein Bekannter von mir interveniert in Situationen, in denen z.B. eine Frau von einer fremden Person belästigt wird, indem er den/die AggressorIn nach der Uhrzeit fragt, auch gerne mehrmals. Laut seinen Angaben ist der/die AggressorIn dann zumeist so verdutzt, dass er/sie sein Vorhaben abrupt abbricht, oder die belästigte Person nutzt diesen kurzen Augenblick der Ablenkung zur Flucht. Willst du bei einem Konflikt mit einem/einer Fremden eine (be)schützende persönliche Verbindung herstellen, solltest du beachten, dass die Fragen den/die AggressorIn zum Nachdenken bringen und sich nicht einfach mit einem „Ja“ oder "Nein" beantworten lassen. Somit eignen sich z.B. Fragen wie.: „Sag mal, du bist doch ein Freund/Arbeitskollege/Nachbar von Andi/Susi?“ oder „Woher kennen wir uns doch nochmal?"

Ich bin eine großer Fan von paradoxen Handlungen und könnte über Dutzende erfolgreiche Interventionen schreiben, in denen ich es geschafft habe, den/die AggressorInnen aus deren negativen Verhaltensschemata herauszubringen oder reaktionsunfähig zu machen. Manchmal musste ich nicht mal reden, sondern ein Ein- und Ausschalten der Beleuchtung, z.B. als es in einer Turnhalle zu einem Tumult kam, reichte, um die Situation zu befrieden. Es darf aber nicht vergessen werden, dass es für dieses Vorgehen kein allgemeingültiges Konzept gibt und man schon über ein Quäntchen Flexibilität und Schlagfertigkeit verfügen muss.

Unter der **persönlichen Achillesferse** versteht man (im Kontext von Deeskalation und Gefahrenabwehr) diejenigen Persönlichkeitsanteile und Verhaltensweisen, die uns und anderen Personen in Konflikt- und Gefahrensituationen schaden können.

PERSÖNLICHE ACHILLESFERSE UND SELBSTKONTROLLE

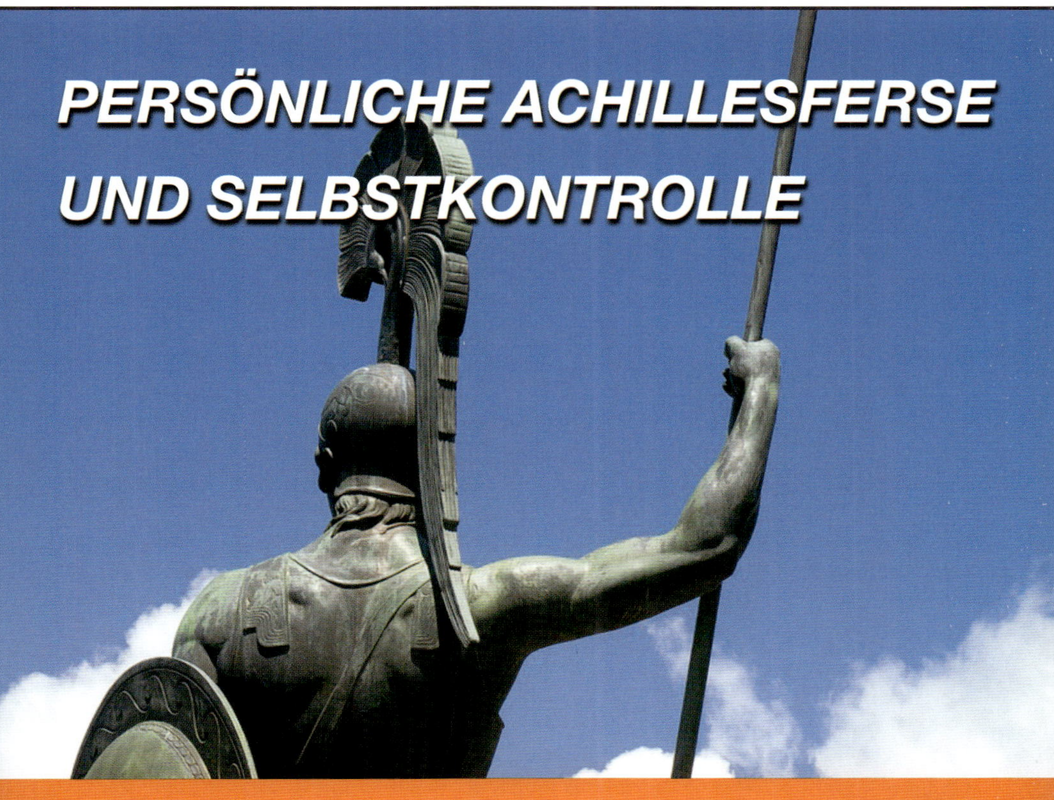

Jeder von uns bringt bestimmte Verhaltensweisen in Konflikt- und Gefahrensituationen mit ein. Deshalb sollten wir regelmäßig prüfen, inwieweit sie helfen oder evtl. sogar schaden können, und ggf. auf Techniken der Selbstkontrolle zurückgreifen.

Jeder von uns bringt bestimmte Persönlichkeitsanteile, Verhaltensweisen und Erfahrungswerte in Konflikt- und Gefahrensituationen mit ein. Z.B. gibt es Menschen, die in heiklen Situationen ruhig und reflektiert reagieren, andere wiederum werden in bestimmten Situationen als orientierungslos, aufbrausend oder als unberechenbar beschrieben. Die Gründe dafür sind vielfältig. So spielen die Gewalt- und Konflikterfahrungen innerhalb der Familie als Kind, aber auch Gewalt- und Opfererfahrungen als TeenagerIn oder als Erwachsene/r eine Rolle. Selbst übergriffige und grenzverletzende Verhaltensweisen in Konfliktsituationen (z.B. der Vater schrie bei Meinungsverschiedenheiten die Mutter an, um Recht zu bekommen, bzw. der/die LehrerIn brüllte immer, wenn er/sie etwas durchsetzen wollte) speichert unser Gehirn, ohne dass wir das wollen, oftmals als sinnvolle Taktik ab (Lernen am Modell oder Lernen am Erfolg). Nur so ist es z.B. zu erklären, dass ein großer Teil der Menschen, die als Kind von ihren Eltern in Konfliktsituationen geschlagen wurden, als Mutter oder Vater ihre eigenen Kinder schlagen. D.h. wir zeigen in manchen Konflikt- und Gefahrensituationen Verhaltensweisen, die wir eigentlich ablehnen und von denen wir wissen, dass sie falsch sind, weil wir entweder kurzzeitig zu wenig Kontrolle über uns haben oder weil wir in der unmittelbaren, hochemotionalen Situation tatsächlich glauben, dass dieses Verhalten richtig (deeskalierend, zielführend usw.) ist. KlientInnen aus meinen Antigewalttrainings, die z.B. schwere Körperverletzungen begangen haben, berichten sehr oft darüber, dass sie sich bereits 30 Sekunden oder spätestens wenige Minuten nach einer Tat darüber im Klaren waren, dass ihr Verhalten falsch war.

Auch ich muss mir immer wieder mal an die eigene Nase fassen, da ich in manchen Konfliktsituationen mit Fremden unnötig den Kampftypus wähle, obgleich ich eigentlich wissen müsste, dass sich der Konflikt damit evtl. nicht auflösen lässt bzw. er evtl. sogar eskaliert. Ich erinnere mich z.B. an einen Weihnachtsmarktbesuch mit zwei meiner Kinder (damals drei und fünf Jahre alt), bei dem wir mit einem kleinen motorisierten Weihnachtszug durch die Innenstadt fuhren. Wir saßen im vorletzten Zugwaggon und beobachteten, wie sichtlich angetrunkene junge Männer (ich denke so 18 bis 22 Jahre alt) mehrmals versucht haben, bei voller Fahrt auf den letzten Waggon aufzuspringen. Ich war darüber ziemlich erbost, da ich Angst hatte, dass die Jungs vom Zug überrollt werden könnten. Deshalb rief ich einem der Jungs, gerade als er es schaffte, sich am hinteren Ende des Waggons festzuhalten, in einem forschen Ton zu: „Hört auf damit!" Dieser blickte mich kurz prüfend an und erwiderte: "Warum sollten wir das?!" Blitzschnell sagte ich: „Weil ich das sage!" Ich hatte den Satz noch nicht mal ganz ausgesprochen, da war mir schon bewusst, dass es jetzt gefährlich werden könnte. Wieder blickte mich der junge Mann mehrere Sekunden lang eindringlich an und ich konnte fast schon fühlen, was er gerade dachte: „Was bildet der sich ein? Lohnt es sich, mit dem zu zoffen? Ist der stark oder schwach? Wie alt ist der überhaupt? Da sind auch noch Kinder da." So etwas in der Art, denke ich, ging ihm durch den Kopf. Ich war dann sehr erleichtert darüber, als er schließlich vom Wagen abließ und auch von der Gruppe keiner mehr versuchte auf den Zug zu gelangen. Gleichermaßen war ich aber auch überrascht und von mir enttäuscht, dass ich in dieser Situation sofort in die direkte Konfrontation (siehe Kommunikative Statuswippe: hoher Status bzw. Konflikt- und Deeskalationstypen: Kampftypus) gegangen bin, denn mit einem freundlichen aber bestimmten „Hallo, bitte springt nicht auf den Zug, meine Kinder haben richtig Angst, dass euch was passiert, und falls ihr Geld für Zugkarten braucht, da helfen wir euch auch gerne weiter" hätte ich mein Ziel sehr wahrscheinlich auch ohne das Risiko einer verbalen oder sogar körperlichen Auseinandersetzung erreichen können.

Aber was können wir tun, damit wir unsere Verhaltensweisen in Konflikt- und Gefahrensituation besser unter Kontrolle haben?

Als erstes ist es wichtig, dass wir uns darüber klar werden, dass mehr oder weniger jeder von uns ab und an Verhaltensweisen zeigt und Strategien einsetzt, die nicht immer zur Streit-, Konflikt-, oder Gefahrenreduktion beitragen, denn jeder von uns kann von bestimmten Verhaltensweisen oder Situationen getriggert werden (Trigger sind Auslöser für bestimmte, meist negative, Gefühle und Verhaltensweisen). Von meiner Frau weiß ich z.B., wenn ich nur lange genug laut schmatze, provoziere ich einen lautstarken verbalen Konflikt mit ihr. Sie kann sich ihre emotionalen Reaktionen auf dieses Verhalten selbst nicht genau erklären, sie weiß aber, dass sie schon seit ihrer späten Kindheit sehr sensibel auf Essgeräusche reagiert. Um festzustellen, um welche Situation(en) oder Verhaltensweisen es sich bei dir handeln könnte, lohnt es sich, PartnerIn, Kinder und FreundInnen zu befragen oder ein Aggressionstagebuch zu führen. Ist es evtl. schon zu schwer überschaubaren Situationen gekommen, in denen es sogar zu Beleidigungen, Bedrohungen oder zu körperlichen Übergriffen kam, lohnt es sich, den zeitlichen Phasenverlauf wieder vor Augen zu führen, indem man diese Situationen in mehrere Phasen unterteilt (z.B. in der ersten Phase wurde ich angerempelt, in der zweiten Phase wurde das oder das gesagt und in der letzten Phase haben wir uns geschubst). So kann durch ein Betrachten der Wechselwirkungen zwischen eigenem Verhalten und den Handlungen des Gegenübers (Körperhaltung, Mimik, Gestik, verbale Kommmunikation) herausgearbeitet werden, warum man emotional oder provokant reagiert hat, obgleich man das gar nicht wollte. Wenn ich meine glücklicherweise wenigen zurückliegenden Auseinandersetzungen mit Fremden betrachte, in denen ich den Kampftypus wählte, dann lässt sich feststellen, dass das Beisein meiner Kinder und ein geweckter väterlicher Beschützerinstinkt mich dazu bringen können, unklug zu reagieren.

Es kann auch sinnvoll sein, mit Hilfe einer Liste die positiven und negativen Folgen eines bestimmten Verhaltens herauszuarbeiten und gegenüberzustellen.
In meinem Fall wäre das z.B. so:

<u>Bsp.: Ich werde in Konflikten laut.</u>

➜ <u>Positiv:</u>

Evtl. bekomme ich in manchen Konflikten Recht (weil mein Gegenüber vor mir oder den möglichen Konsequenzen Angst hat).

➔ Negativ:

- Mein Gegenüber wird auch laut und nimmt auch den kommunikativen Hochstatus ein (siehe kommunikative Statuswippe) und der Streit eskaliert (das könnte z.B. auch zu körperlichen Übergriffen führen).
- Die Stresssituation löst bei meiner Frau aufgrund ihrer Epilepsieerkrankung einen Anfall aus.
- Wenn sich mein Verhalten öfter wiederholt, übernehmen meine Kinder mein Verhalten und/oder meine Kinder und/oder meine Frau bekommen Angst vor mir. Das hat negative Auswirkungen auf die Beziehung zu meiner Familie und im schlimmsten Fall wird sich meine Frau von mir trennen.

Bei jeder Situation, bei der man merkt, dass sie einem entgleiten kann, ist es nun möglich, sich die schlimmste Folge seiner persönlichen Gegenüberstellung vor Augen zu führen. Die TeilnehmerInnen meiner Antigewalttrainings lassen sich z.B. spezielle Schlüsselanhänger oder Ketten mit Bildern von Achilles[12] oder ihren eigenen Kindern anfertigen, um auf einen visuellen Input, den das Gehirn z.B. viel schneller als Worte verarbeiten kann, zugreifen zu können. So ist es evtl. möglich, sein Verhalten wieder besser unter Kontrolle zu bekommen. Ich z.B. habe ich mir angewöhnt, bei jedem Konflikt, der droht emotional und laut zu werden, meine Kinder vor mein geistiges Auge zu holen, oder mir einen Epilepsieanfall meiner Frau und die möglichen Konsequenzen daraus vorzustellen. In der Regel führt das dazu, dass ich mein Verhalten dann (wieder) besser steuern kann.

Es gibt aber natürlich auch andere Wege, um sich in konfliktreichen Situationen selbst zu beruhigen. Stellvertretend für viele verschiedene Modelle der Selbstkontrolle, wie das STOP- (Slow Down, Think, Options, Plan) oder das

---

[12] Der Held aus der griechischen Mythologie dient in meinen Antigewalttrainings als Metapher für die Schwachstelle(n) einer Person.

SSBB-Modell (Stop, Smile, Breathe, Be), die alle einen ähnlichen Ansatz verfolgen, möchte ich das **Modell von Wincaller** vorstellen:

1. Stopp!
- Halte inne.
- Unterdrücke den Impuls, sofort zu reagieren.
- Bewahre Ruhe.
2. Zurücktreten (innerlich)
- Tritt einen halben Schritt zurück.
- Wenn das körperlich nicht möglich ist, tritt gedanklich zurück.
3. Ausatmen
- Atme tief aus.
- Konzentriere dich auf das Ausatmen.
- Das Einatmen geht automatisch.
4. Situation wahrnehmen
- Die Situation (was passiert genau, Details wie geballte Fäuste usw.) visuell wahrnehmen.
- Die Situation (Lautstärke der Stimme, Zittern der Stimme, angestrengtes oder genervtes Atmen usw.) akustisch wahrnehmen.
- Auf Gefühle achten (Angst, Aufregung, Verzweiflung usw.)
5. Bin ich sicher?
- Bin ich dort, wo ich mich gerade befinde, sicher?
- Stehe ich sicher?
- Gibt es einen Fluchtweg?
- Bin ich außerhalb der Reichweite eines möglichen Angriffs?
6. Ist die Situation sicher?
- Geht unmittelbar von jemandem Gefahr aus?
- Kann ich mich ohne Gefahr nähern/entfernen?
- Gibt es gefährliche Gegenstände?
- Gibt es Anwesende, die die Situation verschlimmern?
7. Handlung wählen

   Erst nachdem du dich selbst beruhigt, die Situation wahrgenommen und

Gefahren und Möglichkeiten bewertet hast, ist es ratsam eine Handlungsstrategie zu wählen.[13]

Alle Methoden der Selbstkontrolle sind in der ersten Phase immer zuerst auf Zeitgewinn aus, damit sich erste impulsive Reaktionsmuster zurückhalten lassen. Nur so kann verhindert werden, dass erste Gefühle (Wut, Ärger, Enttäuschung usw.) nicht sofort in Worten oder Gesten ausgedrückt werden und etwas Zeit verstreicht, damit das persönliche Erregungslevel sinken kann. Stell dir dazu kurz vor, welche Ausdrücke dir sofort auf der Zunge liegen, wenn dir z.B. bei einer Autofahrt jemand die Vorfahrt nimmt und dich und deine Familie gefährdet, und was passieren könnte, wenn du diese Person direkt damit konfrontieren würdest. Schaffst du es aber, die ersten Impulse zu unterdrücken (indem du erstmal nicht reagierst) und kurz abzuwarten (damit die Erregungsspitze einer Hochspannungsphase abklingen kann), wahrst du dir die Chance auf eine realistische Situationsbewertung und eine überlegte Planung deines weiteren Verhaltens.

Wie bereits im Kapitel Stressmodell von Gewalt kurz beschrieben, können auch Gegenstände (z.B. Riechstäbchen, Gummibälle zum Kneten) oder Lebensmittel (z.B. Chilischoten, Pfefferminzöl, scharfe Chili-Bonbons, sauere Center Shock-Kaugummis, Ahoi-Brause), die starke Reize ausüben, helfen, die eigene Impulsivität in Konflikt- und Stresssituation zu reduzieren. Gerade wenn dir aufgrund zuvor gemachter Erfahrungen bewusst ist, dass du manchmal hitzköpfig und aggressiv reagierst, kann es sinnvoll sein, immer solche Hilfsmittel griffbereit zu haben.

Falls du in konfliktreichen und vor allem in gefährlichen Situationen mit Angst reagierst, ist das erstmal weder ungewöhnlich noch von Nachteil. Nervenbotenstoffe wie Adrenalin und Noradrenalin, die auf einen Teil des vegetativen

---

[13] In Aggressionen, Gewalt und Aggressionsmanagement, Nau J./Walter G./Oud N., Hogrefe, Bern, 2019.

Nervensystems erregend wirken, beschleunigen kurzfristig sogar die Energiebereitstellung. Ist die Angst aber sehr stark ausgeprägt, kann das dazu führen, dass du nur noch eingeschränkt handlungsfähig oder sogar komplett handlungsunfähig bist (siehe handlungsunfähiger Typus im Kapitel Konflikt- und Deeskalationstypen). Dann solltest du dir evtl. Techniken zu Nutze machen, damit du dich und die Geschehnisse wieder besser steuern kannst. Z.B. kann es hilfreich sein, die Situation aus der sog. Metaperspektive zu betrachten, d.h. dich von deiner Gedanken- und Emotionswelt so gut wie möglich zu distanzieren, um so die Situation aus einer anderen Perspektive sehen zu können. Das wirkt beruhigend, angstlösend und verschafft dir zusätzlich einen besseren Überblick über die Situation. Auch ein im Kopf Durchspielen von verschiedenen Deeskalationsstrategien bzw. ein Erinnern an ein erfolgreich angewendetes Verhalten in einer ähnlichen Situation und der anschließenden Konzentration auf die Umsetzung von einer diesen Möglichkeiten, kann deine Selbstkontrolle (re)aktivieren. Sogar selbstbekräftigende Selbstgespräche, wie z.B. „Ich hab´ bist jetzt immer alles geschafft, dass hier bekomme ich sicherlich auch gemeistert und ich lass mir das von der blöden Angst auch nicht kaputt machen!“, die einem Mut machen, können eine positive Wirkung auf unser Selbstvertrauen und unsere Handlungsfähigkeit haben.

Alkohol (Bier, Schnaps usw.) und **anregende Drogen** (Crystal Meth, Kokain, Speed, neue psychoaktive Substanzen usw.) tragen dazu bei, dass eine Person gewaltbereit(er) wird.

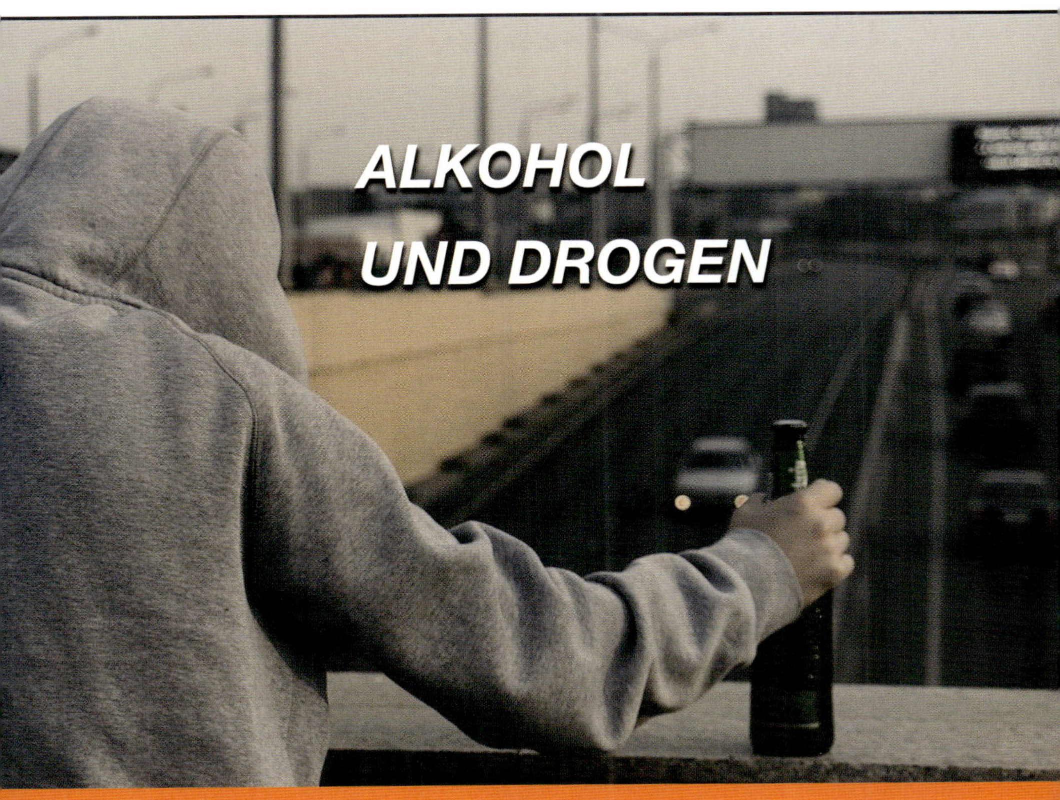

Bei vielen Gewalttaten sind Akohol oder Drogen im Spiel. Sind junge Menschen beteiligt, trifft das bei 90 Prozent aller Körperverletzungen zu.

Bei rund 30 Prozent aller Körperverletzungen in Deutschland (bei rund 50 Prozent weltweit) lässt sich ein Alkoholkonsum, gelegentlich auch ein Drogenkonsum, nachweisen. Sind junge Menschen beteiligt, reden wir sogar von 90 Prozent. Erstaunlich selbstkritisch hierzu sind die Aussagen einer Befragung aus dem Jahr 2009:

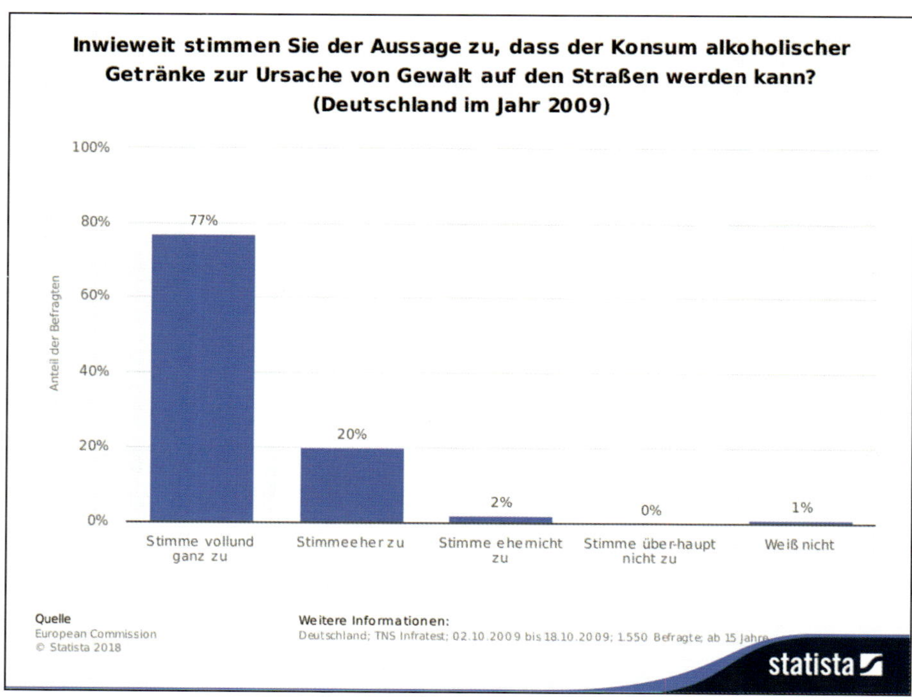

Aber warum spielen Bier, Schnaps oder auch Crystal Meth, Kokain, Speed und die gerade immer beliebter werdenden sog. neuen psychoaktiven Substanzen[14] bei (leichten) Körperverletzungen, wie auch bei gefährlichen und schweren Körperverletzungen, die bei Jugendlichen, Heranwachsenden und jungen Erwachsenen die häufigste Delinquenzkategorie darstellen, eine so große Rolle?

1. Ca. 90 Prozent der Männer und ca. 80 Prozent der Frauen trinken Alkohol, etwas mehr als zehn Prozent der Männer und etwas weniger als zehn Prozent der Frauen täglich.

[14] Meist synthetische Cathinone, die auch als Legal Highs oder Badesalz bezeichnet werden.

2. Alkohol und aufputschende Drogen haben eine enthemmende Wirkung.
3. Die Steuerungs- und Kontrollfähigkeit wird eingeschränkt.
4. Da die Aufmerksamkeit abnimmt, kommt es vermehrt zu sog. Wahrnehmungsfehlern (siehe Kapitel Wahrnehmungsfehler).
5. Da die Informationsverarbeitungsprozesse im Gehirn eingeschränkt werden, wird eine „vernünftige" Entscheidungsfindung behindert (suche ich Streit oder gibt es eine andere Lösung?).
6. Die Empathiefähigkeit wird reduziert.
7. Da das Schmerzempfinden verringert wird, können sich die Gewalthandlungen verlängern und die Folgen erhöhen.
8. Aggressives Verhalten unter Alkoholkonsum kann durch soziales Lernen bei FreudInnen oder der Familie erworben und dann wieder weitergegeben werden.

Da Alkohol und Drogen in der Regel mit anderen Personen bei Festen und Feiern in Discos, Bars und Gaststätten oder im Freien eher zur späten Stunde zu sich genommen werden, lässt sich ein weiterer Effekt feststellen. Ein Großteil der Gewalttaten passieren nämlich zwischen 20 und 6 Uhr mit dem Höhepunkt zwischen 1 und 3 Uhr nachts. Davor und danach sind wenige oder fast keine Körperverletzungsdelikte zu verzeichnen. Hier spielt sicher auch der schon gesteigerte Stresslevel von Personen eine Rolle (siehe Kapitel Stresslevel von Gewalt), die zu diesen späten Zeiten evtl. einen ereignisreichen und belastenden Tag hinter sich hatten. Neben Alkohol ist Cannabis die am häufigsten konsumierte psychoaktive Droge. Hier war man sich lange sicher, dass sie ein eher entspannendes Wirkungsspektrum aufweist. Neuere Studien belegen aber, dass sie durchaus auch aggressive Gefühle oder aggressives Verhalten provozieren kann.
Leider lässt sich nicht nur festhalten, dass Alkohol- und Drogenkonsum erheblich die Wahrscheinlichkeit steigert, TäterIn in einer Gewalthandlung zu werden. Gleichsam erhöhen sich dabei auch die Risiken, Opfer einer Körperverletzung, eines Raubes oder eines Sexualdelikts zu werden. Deshalb rate

ich gerade jungen Menschen und vor allem aber jungen Frauen, auf privaten und öffentlichen Partys, Festen oder Feiern wenig oder gar keinen Alkohol zu trinken, oder zumindest dafür Sorge zu tragen, dass mindestens eine Person nüchtern bleibt, die auf die restliche Gruppe aufpassen kann. Gerade auf Musikfestivals, bei denen 1/5 aller BesucherInnen von sexuellen Belästigungen bis hin zu Vergewaltigungen berichten (bei den unter 40-Jährigen sogar mehr als 40 Prozent),[15] aber auch bei anderen Festen spielt eine Alkoholisierung und die damit verbundene Enthemmung der zumeist männlichen Täter, aber auch die eingeschränkte Wehrhaftigkeit (durch Alkoholisierung) der zumeist weiblichen Opfer eine gewichtige Rolle. Einige Festivals und Party-VeranstalterInnen haben darauf z.B. mit sog. Safe-Spaces, in denen nur Frauen feiern können, oder speziellen Codes (z.B. die Frage "Wo geht's nach Panama?"), mit denen Opfer einfacher auf sexuelle Übergriffe aufmerksam machen können, reagiert.

---

[15] Vgl. https://www.br.de/puls/themen/leben/sexuelle-gewalt-auf-festivals-neue-studie-100.html.

Sexualisierte Gewalt beschreibt Handlungen mit sexuellem Bezug ohne Einwilligung bzw. Einwilligungsfähigkeit des/der Betroffenen.

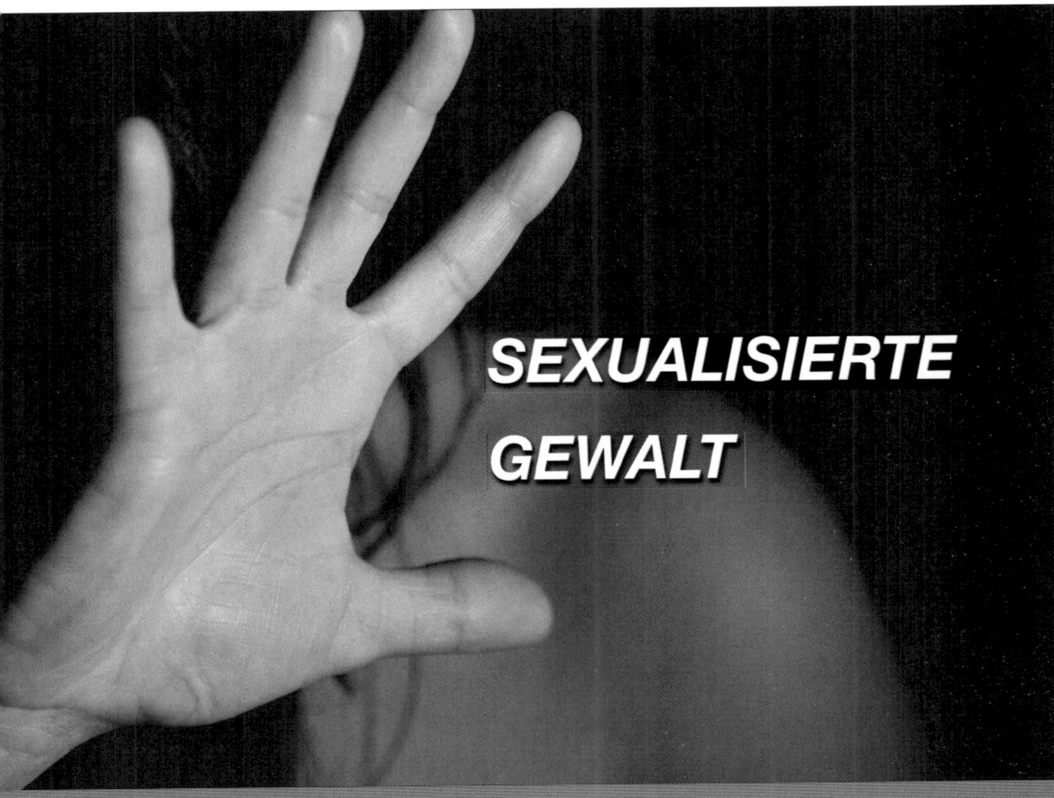

Mindestens jede dritte Frau wird zumindest einmal in ihrem Leben Opfer von sexualisierter Gewalt. 90 Prozent der Taten werden nicht angezeigt.

Gerade Frauen werden häufig Opfer von sexualisierter Gewalt. Wieviele Frauen davon betroffen sind, ist nicht ganz klar. Zahlreiche Dunkelfeldstudien, die nicht die polizeilichen Statistiken als Grundlage haben, sondern meist auf anonyme Befragung von Frauen setzen, sprechen sogar von bis zu jeder zweiten Jugendlichen, jungen Erwachsenen und erwachsenen Frau, die zumindest einmal in ihrem Leben Opfer von sexualisierter Gewalt geworden ist. Fast jede 7. Frau erlebte dabei schwerste Formen von sexueller Gewalt, wie Vergewaltigung oder versuchte Vergewaltigung. Zwei Drittel davon passiert zuhause in der Familie oder in der Partnerschaft, bei einem Drittel der Taten sind fremde, gerade kennengelernte oder flüchtig bekannte Personen die Täter.[16] Was besonders auffällt: 90 Prozent der Taten werden nicht angezeigt (zum Vergleich: Über 90 Prozent der Autodiebstähle werden angezeigt). Die Gründe dafür sind vielschichtig: Vor allem Scham und Angst vor den weiteren Schritten, z.B. die Aussage vor Polizei und Gericht, eine weitere Konfrontation mit dem Täter, aber auch unsichere Erfolgsaussichten vor Gericht (weniger als zehn Prozent der Täter werden verurteilt), die Annahme, dass sie selbst Schuld an der Tat tragenn und die psychischen Auswirkungen der Tat, wie z.B. Posttraumatische Belastungsstörungen, halten die Opfer von einer An-zeige ab.

Kann man sich gegen sexualisierte Gewalt schützen?

Bei sexuellen Übergriffen innerhalb der Familie oder in einer Beziehung muss aufgrund der komplizierten Beziehungs- und Abhängigkeitssituationen unbedingt Hilfe von außen in Anspruch genommen werden (entsprechende Kontakte findest du im Buch). Bei Übergriffen durch fremde, flüchtig bekannte oder gerade kennengelernte Täter, wie z.B. Übergriffe in Discotheken, auf einem Musikfestival, auf dem Nachhauseweg oder auch in der eigenen Wohnung) kann durch schnelles und mutiges Verhalten die Wahrscheinlichkeit, dabei Opfer zu werden, erheblich verringert werden. Studien belegen, dass

[16] In diesem Kapitel verzichte ich bewusst auf ein Gendern, da bei Sexualstraftaten außerhalb Familie und Beziehung überwiegend Frauen die Opfer und Männer die Täter sind.

bis zu 90 Prozent der Frauen, die sich bei sexuellen Übergriffen früh und intensiv gewehrt haben, den Täter in die Flucht schlagen konnten. Wenn dabei die Stimme (z.B. lautes Schreien) und der Körper (z.B. um sich Schlagen) zum Einsatz kamen, lagen die Erfolgschancen bei ca. 90 Prozent. Bei leichter Gegenwehr (z.B. passiver Stimmeinsatz oder Wegziehen der Arme) immerhin noch bei ca. 60 Prozent.[17] Der Hintergrund dabei ist: Viele Sexualstraftäter scannen und testen vor der eigentlichen Tat ihr potentielles Opfer und beobachten seine Reaktion. Wenn das potentielle Opfer nicht fähig ist, schon kleineren Grenzüberschreitungen (z.B. ein Griff an den Po oder sexuelle Avancen) ein Ende zu setzen, kann sich z.B. ein potentieller Vergewaltiger ziemlich sicher sein, dass sich das potentielle Opfer auch nicht wehren wird, wenn er das Maß seiner Gewalt steigert. Zudem interpretieren viele Täter ein passives Opferverhalten als Einverständnis in die Situation.

Ein verurteilter Sexualstraftäter berichtet über sein Vorgehen:
„... Ich habe mich in einem Kino in die Nähe der Kasse gesetzt und die Menschen dabei beobachtet, wie sie ihre Eintrittskarten kauften. Frauen, die allein an die Kasse gingen und dort ängstlich und zurückhaltend agierten, habe ich mir gemerkt. Später, falls die Situation es zuließ, bin ich einer dieser Frauen in den Kinosaal gefolgt und habe sie angesprochen, ihr sexuelle Komplimente gemacht und falls möglich, sie berührt. Hatte ich dabei den Eindruck, dass sie überfordert und ängstlich war und gab sie mir keinerlei Signale, damit aufzuhören (z.B. durch ein Wegschlagen meiner Hände oder klare Ansagen damit aufzuhören), bin ich dieser Frau nach Ende des Films auf ihrem Nachhauseweg gefolgt. Ergab sich dabei die Gelegenheit, dass ich sie an einen für Passanten uneinsichtigen Ort (Anmerkung des Autors: Über 80 Prozent der Übergriffe finden ohne ZeugInnen statt) verbringen konnte, z.B. ein dunlles Gebüsch oder Hecke, habe ich sie vergewaltigt ..."

---

[17] Vgl. Studie der Polizeidirektion Hannover zum Gegenwehrverhalten bei Sexualstraftaten für die Jahre 1991-1994, Paul, S., 1996, Hannover

Gerade weil der Täter hier seine ausgeklügelte Testung in zwei Schritten durchführte (einmal an der Kasse und ein weiteres Mal im Kinosaal), kann man an seinem Vorgehen gut erkennen, welche enorme Bedeutung sie für den Aggressor hatte. In anderen mir bekannten Fällen war das Test- und Scanverhalten des Täters weniger ausgeklügelt oder es wurde unmittelbar vor der eigentlichen Tat durchgeführt. Aber auch hier war immer die große Bedeutung der Testphase zu erkennen.

Eine Frau berichtet über einen durch sie vereitelten Übergriff:

„... Sie lebte in einem großen Wohnblock, der mit guten Sicherheitsvorkehrungen ausgestattet war. Nach einem anstrengenden Arbeitstag kam sie nach Hause und schaute, bevor sie nach oben ging, unten in der Eingangshalle nach ihrer Post. Als sie ihren Briefkasten leerte, wurde sie von hinten am Oberarm gepackt. Sie dachte, dass es ein Nachbar sei, mit dem sie zuvor eine heftige Auseinandersetzung gehabt hatte. Sie riss sich los, drehte sich um und schrie voller Wut "Nimm deine Hände weg! Wie kannst du es wagen, mich anzufassen!“ Der Mann rannte sofort aus dem Gebäude. Die Frau war ziemlich verblüfft, dass der Angreifer nicht ihr Nachbar gewesen war, sondern ein Fremder. Da eigentlich nichts passiert war, verdrängte sie die Geschichte. Als sie zwei Wochen später morgens die Zeitung durchblätterte, begegnete sie diesem Mann erneut – dieses mal war er als Phantombild eines Vergewaltigers abgebildet, der gesucht wurde, weil er elf Frauen vergewaltigt hatte. Nur ihre sofortige Reaktion hatte sie vor einer brutalen Vergewaltigung bewahrt ..."[18]

Hier zeigt sich, wie effektiv eine schnelle und wütende Reaktion sein kann. Ein Täter wünscht sich nämlich in der Regel ein Gegenüber, das sich nicht als aktive Gegnerin positioniert, sondern sich passiv, leise und ängstlich verhält, damit seinen Vorstellungen des Tatverlaufs nichts im Weg steht. Die Fra-

---

[18] In Mit mir nicht!, Selbstverteidigung und Selbstbehauptung im Alltag, Graf S., Orlanda Frauenverlag, Berlin, 1991.

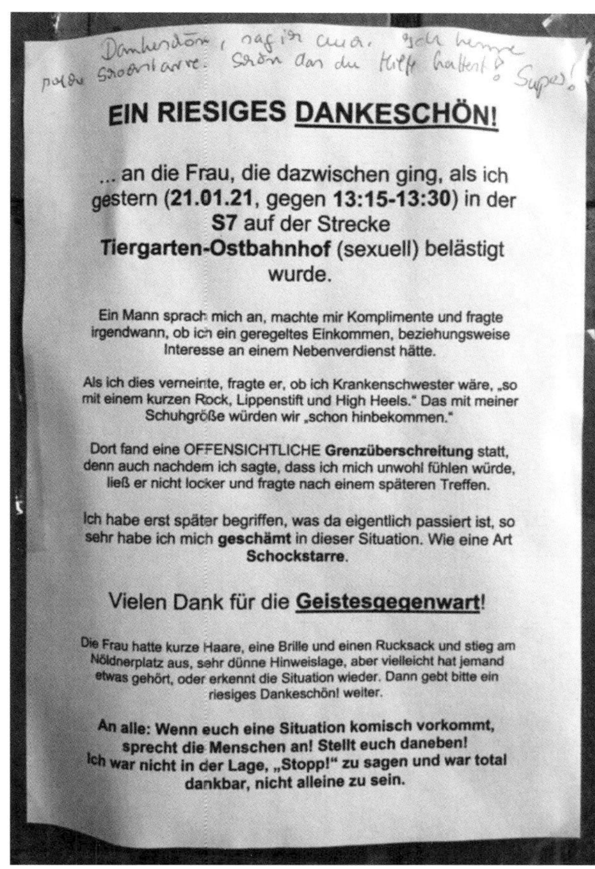

Aushang in einem Bahnhof, www.notesofberlin.com.

ge ist nur: Hätte sie auch so impulsiv reagiert, wenn sie von Anfang an gewusst hätte, dass es sich nicht um ihren Nachbarn handelt?

Die Realität zeigt leider, dass sich viele Frauen schwer tun, mutig, selbstbewusst und entschlossen aufzutreten (siehe auch handlungsunfähiger Konflikt- und Deeskalationstyp). In einem Aushang berichtet z.B. eine Berliner Frau über einen Übergriff in der Öffentlichkeit und ihre Unfähigkeit zu handeln (siehe Schaubild auf der linken Seite). Ein Grund hierfür ist, dass viele Frauen immer noch nett, höflich, aufopfernd und passiv sozialisiert werden. Katharina Charzynski, Psychologin beim Frauennotruf Bremen, beschreibt die psychologischen Hintergründe, warum viele Frauen bei sexuellen Übergriffen geradezu erstarren: "Wenn es zu einem Übergriff kommt, wie zum Beispiel unangenehmen beziehungsweise ungewünschten sexuell intimen Berührungen bei einer Massage, gelingt es Betroffenen nicht immer, diese Situation auch für sich als Übergriff zu bewerten, insbesondere dann nicht, wenn es eine ´plumpe Attacke´ ist. Der eigenen Gefühlslage wird in diesem Moment nicht mehr getraut, was vielleicht auch aus der Irritation zwischen zuvor angenehmen Berührungen bei

zunehmend unangenehmen Berührungen herrührt. Es tauchen innerlich Fragen auf wie: ´Tue ich der Person Unrecht? Ist es wirklich schlimm? Stelle ich mich empfindlich an? War es ein Versehen? Der andere meint es doch gut, ist professionell.´ Die Grenzüberschreitung wird wie ein Überraschungsmoment erlebt. Oft besteht auch der Wunsch, sich angepasst zu verhalten und ´keine große Sache´ daraus zu machen. Zurück bleibt oft ein schales, schuldhaftes Gefühl, sich nicht gewehrt zu haben. Möglicherweise wird auch die Gegenaggression des Angreifers gefürchtet, sodass man selbst die Situation nicht schlimmer machen möchte, als sie vermeintlich ist. Diese Mechanismen machen sich Täter zunutze und überschreiten nach und nach die Grenzen und weiten sie aus.“[19]
Deshalb ist es ratsam, spezielle Verhaltensweisen, die dafür sorgen sollen, dass ein Täter sein Vorhaben wieder abbricht, z.B. in speziellen Selbstbehauptungstrainings zu trainieren. Das sind spezielle Präventionsprogramme für Mädchen und Frauen, wie z.B. das Programm „Flip the Script“ (“Schreib das Drehbuch um“), die es in den USA an fast jeder Universität oder Schule gibt. Langzeitstudien zeigen, dass es bei den Teilnehmerinnen 46 Prozent weniger Vergewaltigungen und zwei Drittel weniger versuchte Vergewaltigungen als bei der Kontrollgruppe gab. Zwei Jahre nach Ende des Trainings war die Rate immer noch um ein Drittel geringer.[20]

Welche Verhaltensweisen sind sinnvoll:

1. Auf Frühwarnsignale, wie etwa wenn jemand immer wieder versucht, dich allein zu erwischen, von einer Gruppe zu isolieren, oder nicht akzeptiert, dass du keinen weiteren Drink oder nicht mit ins Auto steigen möchtest, achten.
2. Auf kleinere Grenzüberschreitungen, wie sexualisierte Sprache oder Berührungen, sofort reagieren („Stopp, ich will das nicht!“ oder die Hände

[19] In Fachartikel Warum sich Missbrauchs-Opfer oft nicht wehren, Reichardt B., 14.03.2018, www.butenunbinnen.de.

[20] SZ-Magazin, 09.10.2018.

wegschlagen). Stößt der Aggressor schon früh auf eine enorme Gegenwehr und hat er bis dahin noch keinerlei Handlungen durchgeführt, für die eine harte Bestrafung zu befürchten ist (was zu erwarten ist), erhöht das zusätzlich die Chancen, dass er sein Vorhaben beendet.

3. Klare, kurze und lautstarke Ansagen an den Aggressor, bei denen das Handeln des Täters explizit benannt wird, wie z.B.: „Nein! Lassen Sie die Finger von mir! Ich kenne Sie nicht! Hören Sie auf mich zu belästigen!“ Das „Siezen“ signalisiert zusätzlich, dass es sich beim Aggressor um eine fremde Person handelt, und das macht es anderen Personen leichter, einzugreifen (siehe Kapitel Zivilcourage).
4. Übergriffe öffentlich machen, d.h. andere Personen direkt auf den Vorfall ansprechen („Entschuldigen Sie bitte, der Mann da hinten hat mich gerade belästigt. Bitte helfen Sie mir!“), oder sich anderen Personen (gerne auch fremden Personen) anschließen. Alternativ kann so lautstark auf die Grenzüberschreitung reagiert werden, dass andere Personen auf den Vorfall aufmerksam werden.
5. Achte auf selbstbewusste Körpersprache, Mimik und Gestik und stelle Blickkontakt her und halte ihn (siehe Kapitel Körpersprache). Der Blickkontakt ist von besonderer Bedeutung, da er dem Aggressor signalisiert: „Ich habe keine Angst und bin stark und mutig genug, dich anzuschauen. Ich habe dich und dein Verhalten wahrgenommen, ich bin nun darauf vorbereitet und werde alles tun, damit du dein Vorhaben nicht umsetzen kannst!“ Dabei ist ein sog. Pokerface (emotionsloses Gesicht) oder ein wütender Gesichtsausdruck wichtig. Ein Lächeln, das als sog. Übersprungshandlung in Überforderungssituationen der Stressbewältigung dient, sollte unbedingt vermieden werden, da es dem Täter entweder Hilflosigkeit, Angst, Überforderung, Handlungsunfähigkeit oder eine Zustimmung zu seinen Handlungen signalisiert. Beim Versuch, das Lächeln zu unterdrücken kann ein kurzer Schmerzimpuls, wie ein Biss auf die Unterlippe oder ein festes Drücken mit einem Fingernagel auf die Nagelhaut oder -Falz, hilfreich sein.

6. Dringt der Aggressor in die intime Zone ein, sollte alles versucht werden, dass zumindest der Mindestabstand hergestellt wird (siehe Kapitel Mindestabstand).
7. Bei den Reaktionen auf einen sexuellen Übergriff darf keinerlei Rücksicht auf private Beziehungen des Täters (der z.B. ein Freund des Bruders ist) oder auf vermeintlich entschuldigende Umstände für das Verhalten des Aggressors („Der ist so betrunken, der versteht ja gar nicht was er da macht“ oder „der hatte vielleicht noch nie eine Freundin“) genommen werden.

Bricht der Täter sein Vorhaben nicht ab:

1. Sich so gut es geht, körperlich zur Wehr setzen.
2. So laut wie möglich schreien (z.B. „Hilfe, der fremde Mann belästigt mich!“).
3. Die Flucht ergreifen. Viele Täter suchen sich einen Ort aus, der für die Ausführung der geplanten Tat geeignet scheint. Schafft es ein Opfer, sich nur wenige Meter von diesem Ort zu entfernen, ist die Wahrscheinlichkeit sehr hoch, dass der Täter vom seinem Opfer ablässt, da der „neue“ Ort unvorhersehbare Gefahren für den Aggressor bringen kann (z.B. PassantInnen werden auf den Vorfall aufmerksam oder der Ort ist hell erleuchtet und gut einsehbar).
4. Kreative Handlungen (siehe kreativer Konflikt- und Deeskalationstypus), die entweder eine weitere Tatausführung erschweren (z.B. durch Einnässen) oder den Täter verwirren (z.B. Auslösen einer Alarmanlage oder Vortäuschen eines epileptischen Anfalls; siehe paradoxe Intervention in Kapitel kommunikative Deeskalation).

Immer wieder trifft man auf sog. Verhaltensmythen:

1. Sexuelle Gewalt trifft nur junge und hübsche Frauen!
   Sie betrifft Frauen unabhängig von Alter und Aussehen, d.h. ob sie subjektiv gesehen eher als attraktiv wahrgenommen werden und ob sie evtl. besonders freizügig angezogen sind oder viel Make-Up tragen, spielt kei-

ne Rolle. Die Wahrscheinlichkeit nimmt zwar mit zunehmendem Alter etwas ab, was aber mit ziemlicher Sicherheit an anderen Faktoren liegt, wie z.B. wie häufig man weggeht oder neue Bekanntschaften geschlossen werden.

2. Wenn Frauen sich wehren, werden sie evtl. nach der Tat getötet!

   Ja, das ist möglich, aber nur wenn sie auch Opfer eines vollendeten Sexualverbrechens wurden, wie z.B. einer Vergewaltigung. Dann spricht man von einer sog. Verdeckungstat, d.h. man sollte auch deswegen alles versuchen, damit ein Täterplan nicht vollendet werden kann. Die Erfolgschancen dafür sind glücklicherweise sehr gut.

3. Wenn sich Frauen wehren, steigern sie die sexuelle Lust des Täters und/ oder machen den Täter wütend!

   Beides ist falsch, da bei Sexualstraftaten in der Regel nicht der Sex im Mittelpunkt steht, sondern vielmehr Gewalt, Macht und ein Kontrollieren, Beherrschen und evtl. ein Demütigen des Opfers. Ein lautes Schreien, ein Kratzen oder auch ein wildes Schlagen steigert deshalb nicht den Sexualtrieb eines oft ohnehin schon wütenden Täters, aber es kann das Opfer sehr wahrscheinlich vor Schlimmerem bewahren.

4. Täter von sexueller Gewalt sind große, starke und trainierte Männer!

   Studien belegen, dass der durchschnittliche Täter häufig klein, schmächtig und nicht trainiert ist. Dies sollte Frauen zusätzlich ermutigen, sich körperlich gegen sexuelle Übergriffe zu stellen.

5. Das Opfer trägt eine Mitschuld, weil sie dem Täter schöne Augen gemacht hat!

   Nur weil eine Frau mit jemandem gesprochen oder vielleicht sogar geflirtet hat, trägt sie keinerlei Schuld an einem sexuellen Übergriff. Auch wenn die Frau evtl. betrunken war oder erst nach einem einvernehmlichen Kuss „Nein“ sagt, ändert das nichts an der alleinigen Schuld des Täters.

6. Frauen, die sich wehren, benötigen jahrelange Erfahrung in Kampfkunst- oder Kampfsportarten!

   Studien belegen, dass eine Gegenwehr in Übergriffssituationen unabhängig von körperlicher Statur, Fitnesszustand und Selbstverteidigungskenntnissen erfolgreich sind. Dies zeigen z.B. geglückte Interventionen von Rollstuhlfahrerinnen.

7. Bitten, Betteln, Weinen, Flehen oder Verhandeln hilft dabei einen sexuellen Übergriff zu beenden!
   Da das entweder wirkungslos bleibt oder der Täter es sogar als Schwäche deutet, hilft es leider nicht dabei eine Tatdurchführung zu verhindern. Dieses Verhalten ist nur dann sinnvoll, wenn das Opfer dadurch an einen Ort gelangen kann, wo Hilfe geholt werden kann, eine Flucht möglich wird oder es Zugriff auf einen hilfreichen Gegenstand bekommt, mit dem es sich dann verteidigen oder Hilfe rufen kann. Bsp: „Bitte, bevor du das tust, lass mich doch noch kurz ins Bad um mich etwas frischmachen zu können!" So kann das Opfer z.B. durch das Badfenster fliehen oder bekommt Zugriff auf ein Handy oder eine Schere.
8. Sexualstraftäter sind häufig bewaffnet, wodurch eine Gegenwehr erschwert wird!
   Zum einen trifft das bei weniger als zehn Prozent der Täter zu und zum anderen sind Selbstverteidigungstechniken, Schreien und Hilfe holen weiterhin sinnvoll, falls eine Flucht nicht möglich ist. Polizeistatistiken belegen, dass es Frauen sogar immer wieder gelingt, an die Waffe eines Aggressors zu kommen.

Zusammenfassend lässt sich festhalten: Nicht jede Strategie mag bei jeder Situation zum Erfolg führen, aber je schneller und entschlossener ein potentielles Opfer bei einem sexuellen Übergriff reagiert, desto größer ist die Chance, dass der Täter sein Ansinnen beendet und die Folgen für das Opfer gering bleiben. Aber auch wenn die Gegenwehr nichts gebracht hat, kann ein Opfer von sexueller Gewalt den Vorfall besser verarbeiten. Studien belegen, dass Folgen wie z.B. Depressionen oder sexuelle Probleme dann weniger häufig auftreten.

Zivilcourage, wörtlich Bürgermut, setzt sich aus den beiden Wörtern „zivil“ (lat. civilis, 1. bürgerlich, 2. anständig, annehmbar) und „courage“ (französisch für Mut) zusammen.

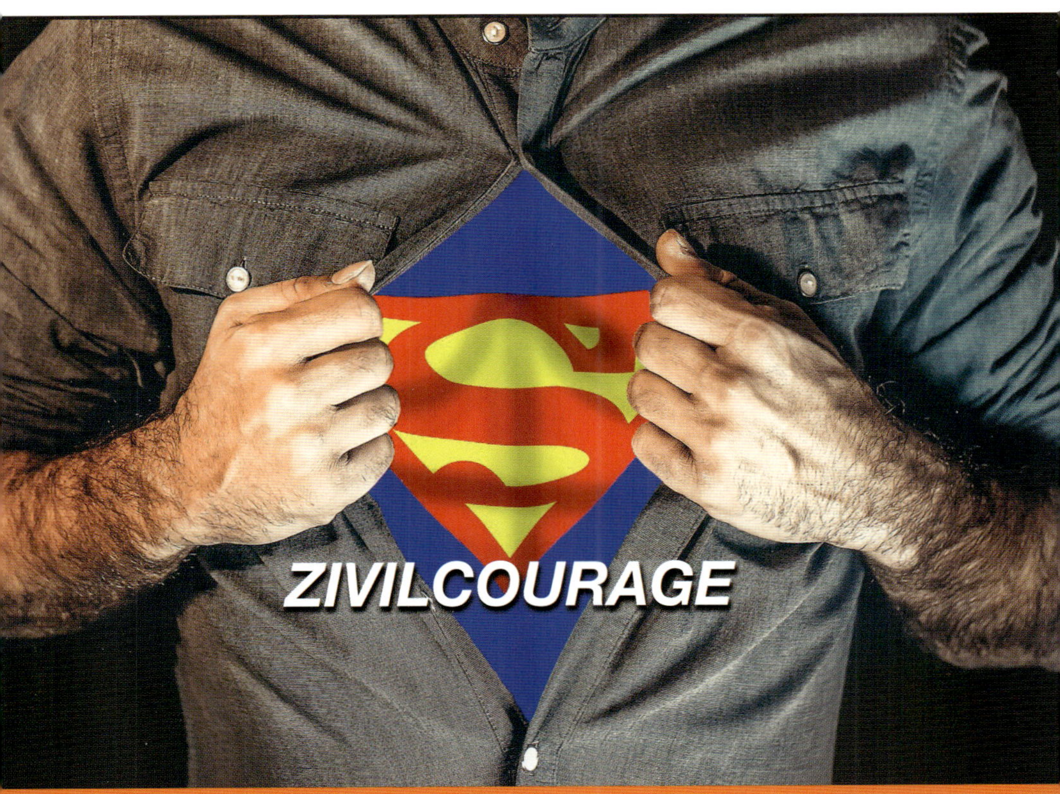

Wenn Personen in eine Notsituation eingreifen, kann es gerade bei unüberlegtem Verhalten zu einer Eigengefährdung kommen. Oftmals wird aber überhaupt nicht geholfen.

Zivilcourage kann in unterschiedlichen Lebensbereichen unserer Gesellschaft, wie zum Beispiel in der Familie, der Schule, am Arbeitsplatz oder in der Freizeit, erforderlich werden. In den letzten Jahren wurden viele Initiativen gegründet, die mit unterschiedlichen Aktionen die BürgerInnen zu mehr Zivilcourage aufrufen. Dennoch passieren immer wieder Ereignisse, in denen Menschen, die sich in Not befinden, nicht geholfen wird, und umstehende Personen tatenlos zuschauen.

Bevor wir uns anschauen, warum das so ist, sollten wir zuerst zwei Begriffe beleuchten, die im Zusammenhang der Zivilcourage auftauchen:

Prosoziales Verhalten: Das ist ein Sammelbegriff für alle Formen zwischenmenschlicher Unterstützung, die vorteilhaft für andere sind (z.B. du bringst einem/einer FreundIn ein Eis mit). Es wird aus freien Stücken gezeigt und kann auch Nutzen für den/die HelferIn beinhalten.

Hilfeverhalten/Altruistisches Verhalten: Alle Verhaltensweisen, die mit der Absicht ausgeübt werden, die Situation einer hilfsbedürftigen Person zu verbessern (z.B. du holst im Supermarkt für einen älteren Mann ein Produkt aus einem hohen Regal). Dies nützt in erster Linie dem/der HilfeempfängerIn und hat keinen offensichtlichen Nutzen für den/die HelferIn.

In Abgrenzung zu diesen Begriffen spricht man nur dann von Zivilcourage, wenn ein Hilfeverhalten auch dann gezeigt wird, wenn das Einschreiten mit erheblichen körperlichen, psychischen oder sozialen Folgen verbunden sein kann (z.B. du greifst in eine Schlägerei ein, obwohl du nicht genau weißt, ob du dabei körperlichen Schaden nehmen wirst).

Welche Störfaktoren gibt es, die ein Eingreifen in Notsituationen (z.B. jemand wird geschlagen oder bedroht) erschweren?

Der wichtigste ist der sog. Bystandereffekt, auch Zuschauereffekt genannt, den ich schon im Kapitel Arenaeffekt kurz angeschnitten habe. Darunter versteht man das Phänomen, dass einzelne AugenzeugInnen z.B. eines gewalttätigen Übergriffes mit nachlassender Wahrscheinlichkeit eingreifen oder Hilfe leisten, wenn weitere ZuschauerInnen anwesend sind bzw. hinzukommen.

Dieser Begriff tauchte erstmals nach dem Tod von Kitty Genovese im Jahr 1964 auf, die in der Nähe ihrer New Yorker Wohnung ermordet wurde. Bei der Tat, die ca. 30 Minuten dauerte, schauten mindestens 38 Personen zu und niemand half.

Aber was genau passiert, wenn Menschen nicht eingreifen?

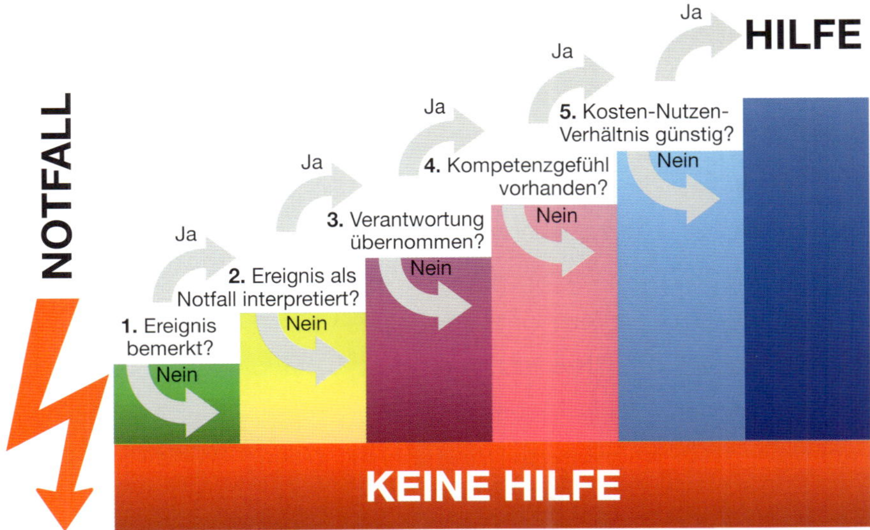

5 Stufen Modell nach Latane & Darley.

<u>Pluralistische Ignoranz:</u> Der Mensch neigt dazu, sich bei der Einschätzung einer Situation an anderen zu orientieren. Helfen diese nicht, so wird man vermutlich schlussfolgern, dass kein Notfall oder dringender Bedarf vorliegt und daher kein Eingreifen erforderlich ist. Das kann der entscheidende Hemmnisfaktor in der zweiten und dritten Phase des Stufenmodells von Latane & Darey sein.

<u>Verantwortungsdiffusion:</u> Sie beschreibt die Tendenz, die allgemeine Verantwortung auf alle Anwesenden aufzuteilen. Erhöht sich deren Anzahl, verringert sich die subjektiv wahrgenommene Verantwortlichkeit des Einzelnen, die Wahrscheinlichkeit zur Hilfeleistung sinkt und es wird gewartet, dass eine andere Person eingreift bzw. den ersten Schritt einer Intervention wagt. Das kann der entscheidende Hemmnisfaktor in der dritten Phase dieses Modells sein.

Bewertungsangst/Hemmung durch Publikum: Die Angst vor Blamage oder negativer Beurteilung durch Andere reduziert die Wahrscheinlichkeit einer Hilfeleistung. Mangelndes Wissen um adäquate Hilfeleistung kann die Bewertungsangst verstärken. Das kann der entscheidende Hemmnisfaktor in der vierten Phase des Modells von Lanata & Darley sein.[21]

Zudem spielen natürlich auch persönliche Merkmale und Eigenschaften der potentiellen HelferInnen (Alter, Geschlecht, die persönliche Risikobereitschaft, die Empathiefähigkeit, die eigene Einschätzung der persönlichen Wirksamkeit wie z.B. Erfahrung in Selbstverteidigung oder Deeskalation), die aktuelle Stimmung, ob Zeitdruck besteht, die Beziehungsverhältnisse (wenn die ZuschauerInnen sich kennen, wird eher geholfen), wie alt das Opfer ist (Kinder unter neun Jahren haben höhere Chancen) und sogar ob der Notfall auf dem Land oder in der Stadt passiert (Ablenkung und Reizüberflutung in der Stadt verringern die Hilfewahrscheinlichkeit) dabei eine Rolle, ob, wie und wie schnell geholfen wird. Sie haben in der ersten bis vierten Phase des angesprochenen Modells Einfluss auf unsere Entscheidung. Studien besagen auch, dass in der Vergangenheit erfahrene Hilfen oder gerade selbst erfahrene oder beobachtete Glücksmomente (z.B. jemand findet Geld auf der Straße) dazu beitragen können, dass mit einer höheren Wahrscheinlichkeit in eine Notsituation eingegriffen wird. In der fünften Phase des oben gezeigten Modells ist dann entscheidend, ob die möglichen positiven Folgen des Hilfeverhaltens (z.B. Opfer wird vor Schaden bewahrt, Bestätigung der eigenen Wirksamkeit, Ruhm, Lob, Bewunderung durch andere, Auszeichnungen) die negativen Folgen (z.B. Zeitaufwand, körperliche Schäden bei Opfer/HelferIn, Scham, Ekel, Angst, Selbstvorwürfe, soziale Ächtung, Strafe wegen unterlassener Hilfeleistung) überwiegen.[22]

---

[21] Vgl. Fachartikel “Gaffst Du noch oder hilfst Du schon?“, Fischer F., Universität Regensburg u. „Was bedeutet Zuschauereffekt?“, Coachingzentrum Olten GmbH, Olten (Schweiz), www.coachingzentrum.ch u. Der Bystander-Effekt in alltäglichen Hilfesituationen, Alle K., Mayerl J., Schriftenreihe des Institutes für Sozialwissenschaften der Universität Stuttgart, No. 1/2010.

[22] Vgl. Sozialpsychologie, Wert L./Mayer J., Springer-Verlag, Berlin Heidelberg, 2008 u. Sozialpsychologie, Jonas K./Stroebe, Springer-Verlag, Berlin Heidelberg, 2014.

Wenn andere Personen in einer Notlage sind (z.B. jemand wird bedroht, festgehalten, sexuell bedrängt oder geschlagen): Wie kannst du eingreifen, ohne dich selbst zu gefährden?

1. Da die Eigensicherung immer an erster Stelle stehen muss, sollte jeder Schritt gut abgewogen werden.
2. Sprich gezielt und wiederholt andere Personen auf den Vorfall an und bitte sie dir bei deinem Vorhaben zu helfen. Wollen diese nicht helfen, dann schick sie weg (siehe Kapitel Arenaeffekt).
3. Greifen Personen zusammen mit dir ein, sollten die Aufgaben aufgeteilt werden (z.B. „Du rufst die Polizei, du suchst den Türsteher und ich gehe zum Opfer!").
4. Informiere immer die Polizei. Die Person, die das Handy benutzt, sollte auf ausreichenden Abstand zum Konflikt achten, damit der/die AggressorIn das Telefon nicht wegnehmen kann.

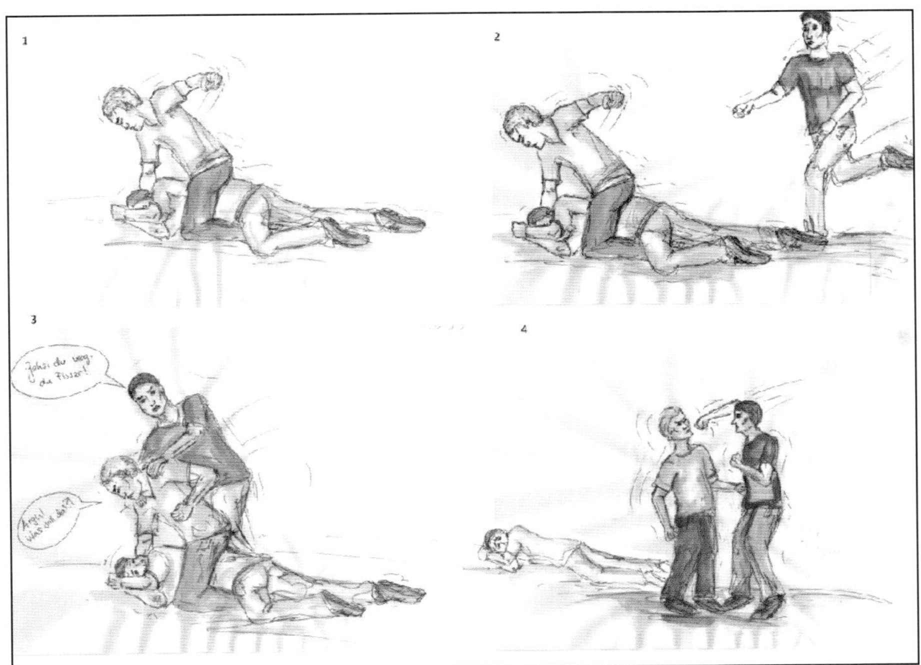

Täter-Opfer-Umkehr: Greifst du den/die TäterIn an, kann das dazu führen, dass er/sie sich „verteidigen" will und du attackiert wirst.

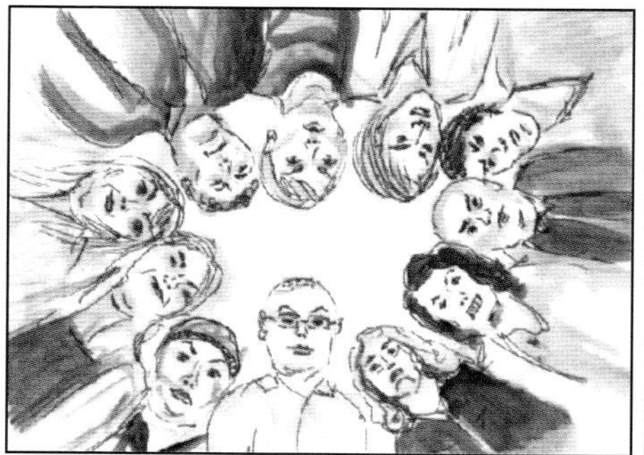

Experiment: Lege dich auf den Boden. Andere Personen sollen von oben auf dich herabschauen. Fühlst du dich bedrängt und ängstlich?

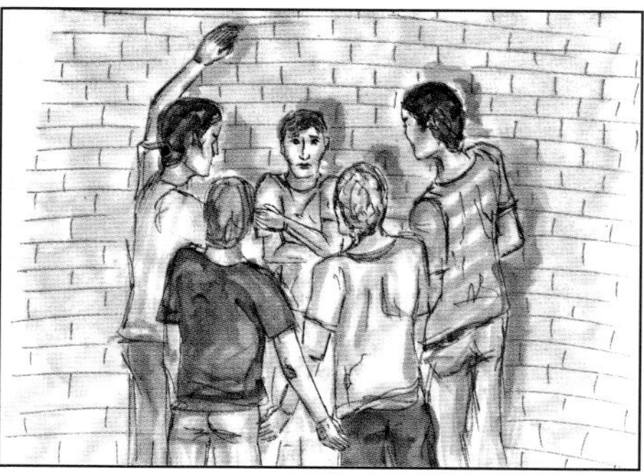

Das Einkreisen eines/einer Täters/Täterin kann zu weiteren Eskalationen führen.

5. Bist du in einer Disco, einer Bar, einem Kino, auf einem Musikfestival etc., informiere das Sicherheitspersonal oder andere MitarbeiterInnen.
6. Ist in einer Situation klar ersichtlich, wer das Opfer ist, konzentriere dich nur auf dieses und nimm es z.B. an der Hand oder an der Schulter und bringe es vom/von der AggressorIn weg. Liegt die Person schon am Boden, kann sie auch vorsichtig weggezogen werden. Das funktioniert auch bei Konflikten, die (noch) nicht eskaliert sind, d.h. sich gerade erst am Anfang befinden (z.B. es wird gedroht oder beleidigt, aber noch nicht geschlagen).

1
2
3
4
... verlass ich dich! Immer dieser Ärger!!
5
Darum gehen wir jetzt!

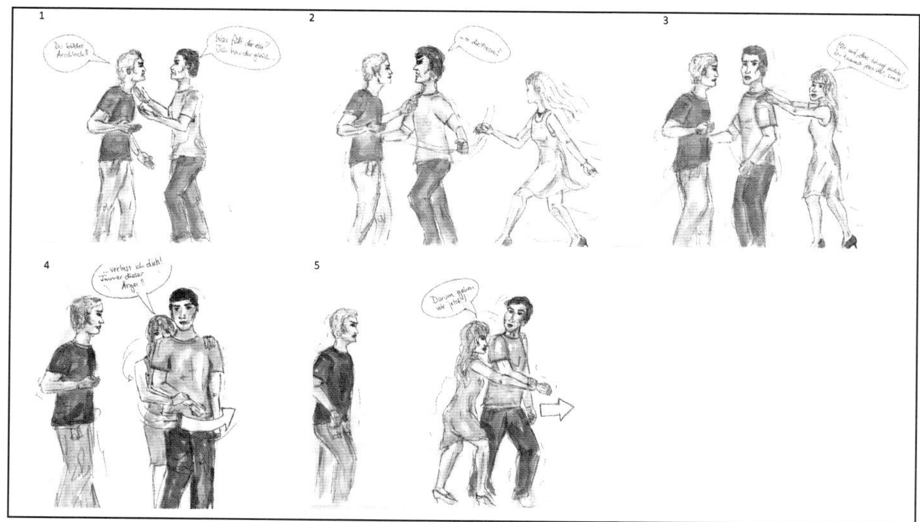

Konzentriere dich am besten immer auf eine Person.

7. Wenn du mit dem/der TäterIn sprichst, mach kurze und klar verständliche Ansagen, z.B.: „Hören Sie auf damit, die Polizei kommt gleich!“ Verzichte dabei auf Beleidigungen, Belehrungen oder Schuldzuweisungen.
8. Vermeide jeglichen Körperkontakt mit dem/der AggressorIn und halte zumindest den Mindestabstand (siehe Kapitel Mindestabstand) ein.
9. Nähere dich nicht seitlich oder von hinten und bedränge den/die TäterIn nicht, denn das löst den natürlichen Abwehrreflex beim Menschen aus.
10. Vermeide direkten Blickkontakt mit dem/der AggressorIn.
11. Verschaffe dir und der Situation Aufmerksamkeit, indem du mögliche Licht- und Lärmquellen (z.B. Betätigen von Alarmanlagen, Einschalten von Beleuchtung, Zerschlagen von Glasscheiben usw.) nutzt oder andere Notfallsysteme (Nothalt in Bus oder Bahn) aktivierst.
12. Präge dir für eine spätere Aussage bei der Polizei TäterInnenmerkmale und andere wichtige Fakten ein (Anzahl der TäterInnen, Größe, Kleidung, Haarfarbe, Autokennzeichen, Fluchtweg usw.).

Generell ist festzuhalten: Interveniere in Notsituationen immer so rasch, so trickreich und so vorsichtig wie möglich. Nur so kann sichergestellt werden, dass sich z.B. eine Schlägerei so schnell wie möglich beenden lässt und du dabei auch nicht in Gefahr gerätst, verletzt zu werden. Wenn ich bei einem meiner nächtlichen Einsätze als Streetworker z.B. auf eine Schlägerei treffe, reicht zumeist mein Hinweis „Hey ihr da, da hinten fährt die Polizei vor!“ und die Situation löst sich auf. Hast du Angst (direkt) einzugreifen, bleibt dir immer noch die Möglichkeit, die Polizei oder andere Personen zu informieren. Nicht zu reagieren ist ungeachtet der moralischen Verpflichtung schon aufgrund der gesetzlichen Rahmenbedingungen (eine unterlassene Hilfeleistung kann mit bis zu einem Jahr Freiheitsstrafe oder mit Geldstrafe geahndet werden) nicht zu empfehlen.

Wenn Personen aus einer Gruppe (z.B. Schulklasse, Clique im Jugendzentrum), mit der du arbeitest, in einer Notlage sind, und/oder dich eine berufliche Beziehung mit dem/der AggressorIn verbindet (z.B. als BetreuerIn in einer Wohngruppe):

1. Versuche den/die AggressorIn auf der emotionalen Ebene anzusprechen, damit er/sie (wieder) ansprechbar ist (z.B. „Ich bin es, Frau Lehner, deine Klassenlehrerin. Erinnerst du dich, wie du letzte Woche deine Mutter im Krankenhaus besucht hast, die du so sehr vermisst?! Und jetzt leg das Messer weg. Deine Mutter will sicher auch nicht, dass du so etwas machst.").
2. Sprich den/die AggressorIn mit Namen an, baue Blickkontakt auf, nimm eine wertschätzende, helfende Haltung ein und zeige Empathie und Verständnis für seine/ihre Bedürfnisse.
3. Versuche das Gespräch zu vertiefen („Wer redet, der schlägt nicht"), mache Lösungsvorschläge (z.B. „Würde es dir helfen, wenn der Max jetzt einfach weggeht?) und stelle Fragen, um die Situation besser zu verstehen (z.B. „Was genau ist passiert?"). Konkretisierungsfragen sind dabei Warum-, Wieso- und Weshalbfragen immer vorzuziehen, da sie nicht das Gefühl vermitteln, sich rechtfertigen zu müssen, und zudem zu genaueren Antworten führen.
4. Weise auf die Konsequenzen hin, die nach einer Eskalation drohen (z.B. Hausverbot in einem Jugendzentrum).
5. Lenke Aggressionen auf Gesetze, Vereinbarungen oder nicht greifbare Personen um.
6. Vermeide den/die AggressorIn anzufassen, zu dominieren oder in eine Ecke zu drängen.
7. Falls möglich, trenne die KontrahentInnen (z.B. Sandwich-Methode). Achte dabei unbedingt auf die Eigensicherung.
8. Nimm nicht vorschnell Stellung. Es kann auch sinnvoll sein, eine Gleichrangigkeit mit dem/der AggressorIn herzustellen, indem man die konflikt-

reiche Situation als gemeinsames Problem darstellt und z.B. Worte wie „wir“ oder „unser“ benutzt.[23]

9. Bereite dich auf konfliktreiche Situationen gezielt vor (z.B. Absprache mit KollegInnen, Erstellung von Notfallplänen, Verabredung von Zeichen, Gestaltung des Raumes, Auswahl von Ort und Zeitpunkt; siehe Kapitel Vorfelddeeskalation).
10. Arbeite zurückliegende Konflikte auf, damit es zu keiner Wiederholung kommt (siehe Kapitel Vorfelddeeskalation).

Wenn du selbst in einer Notlage bist (z.B. du wirst bedroht, festgehalten, sexuell bedrängt oder geschlagen): Was kannst du tun, damit andere auf dich aufmerksam werden und dir helfen?

1. Rufe so laut es geht, z.B.: „Hilfe, ich werde geschlagen, ruft jemand die Polizei!“ Je spezifischer und eindeutiger der Hilfebedarf dabei klar wird, umso wahrscheinlicher ist es, dass jemand eingreift (insbesondere bei mehrdeutigen Situationen). Auch „Feuer!“ kann in Situationen, die von PassantInnen gut eingesehen werden können, hilfreich sein.
2. Nutze Licht- und Lärmquellen, z.B. Notfallsysteme (Nothalt in Bus und Bahn), Alarmanlagen oder Taschen-, Schlüssel- oder Schrillalarme, Triller- oder Signalpfeifen, Taschenlampen (siehe Kapitel Waffen und Gegenstände), schalte Beleuchtungen an oder zerschlage Scheiben.
3. Falls möglich, kommuniziere immer auf Augenhöhe und mit direktem Augenkontakt mit dem/der potentiellen HelferIn. Dabei ist es wichtig …

- die Notlage kurz zu beschreiben („Dieser fremde Mann belästigt mich!“) und dabei klar zu machen, dass es sich um eine fremde Person handelt und man alleine nicht aus der Situation herauskommt („Ich schaffe das nicht alleine!“). Da PassantInnen so erkennen können, dass es sich um eine wirkliche Notlage und um keine Beziehungstat handelt, erhöhen sich die Chancen, dass jemand in die Situation eingreift (siehe pluralistische

[23] Hier spricht man von der sog. apologetischen Gesprächstechnik.

Ignoranz).

- dich kurz zu beschreiben, z.B.: „Ich heiße Sebastian, wohne da drüben mit meiner Familie und wollte hier nur kurz Zigaretten holen." So „vermenschlichst" du dich und wirkst gegen mögliche Objektifizierungstendenzen, um in der Situation wieder als Person und nicht „nur" als Opfer wahrgenommen zu werden. Gerade bei männlichen Opfern ist es wichtig, so die Empathie der potentiellen HelferInnen zu aktivieren, denn Forschungen haben ergeben, dass sie weniger schnell und seltener Hilfe erfahren als Frauen. Männer gelten generell als wehrhafter und selbstwirksamer und es fällt scheinbar schwerer, ihnen einen Opferstatus zuzugestehen („Männer sind doch immer die Täter!").[24]
- sich auf einzelne Personen zu konzentrieren, falls mehreren Personen oder eine Gruppe dem Vorfall zusehen (z.B. im Bus oder am Busbahnhof), z.B.: „Sie mit der roten Jacke, ich brauche <u>Ihre</u> Hilfe!" So delegierst du die Verantwortung klar auf eine Person und verhinderst oder reduzierst eine mögliche Verantwortungsdiffusion.
- immer einen klaren und einfachen Auftrag zu erteilen, z.B.: „Rufen Sie die Polizei!" oder „Holt sofort die Türsteher!" So kannst du eine etwaige Bewertungsangst verhindern oder zumindest reduzieren, da potentielle HelferInnen in der Regel nicht (sofort) wissen, was zu tun ist, und du ihm/ihr die Entscheidung, was eine angemessene Hilfeleistung ist, abnimmst.

Zusammenfassend kann festgehalten werden: Wer in Konflikt-, Gefahren- oder Bedrohungssituationen frühzeitig, entschlossen, überlegt, kreativ und paradox handelt, seine Körpersprache gezielt einsetzt, Aufmerksamkeit erregt, andere Personen als HelferIn gewinnt, nicht davor zurückscheut, sich körperlich zur Wehr zu setzen oder zu flüchten und auf unterschiedliche Konstellationen vorbereitet ist, der hat gute Chancen, dass sie ohne schlimmere Folgen ablaufen.

---

[24] Vgl. Zivilcourage und Polizei, Ein vergleichende Studie an angehenden Polizisten, Schleich M., Verlag für Polizeiwissenschaft, Frankfurt, 2011.

Unter **Waffen** versteht man Gegenstände, die dazu bestimmt sind Lebewesen physisch in ihrer Handlungsfähigkeit zu beeinträchtigen oder handlungsunfähig zu machen.

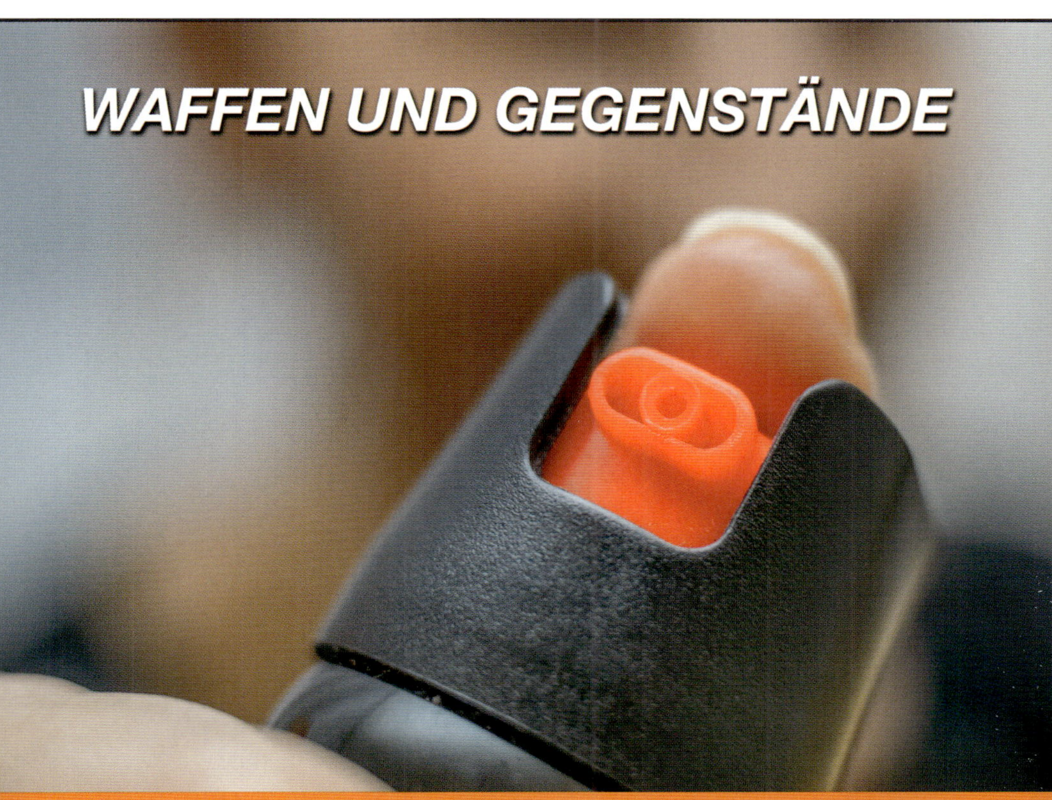

WAFFEN UND GEGENSTÄNDE

Es gibt keine Waffen oder Gegenstände, die in Gefahren- oder Notsituationen generell und bedingungslos empfohlen werden können.

Alle Gegenstände, die sich im gesetzlichen Sinne unter dem Begriff Waffen zusammenfassen lassen oder für die ein Führungsverbot gilt, wie z.B. Messer mit einhändig feststellbarer Klinge (Einhandmesser) oder feststehende Messer mit einer Klingenlänge über 12 cm, Wurfsterne, Faust- oder Stoßdolche, Teleskopschlagstöcke, Schlagringe, Stahlruten, Taser, Anscheinwaffen oder Softairpistolen, sind entweder komplett verboten, oder sie dürfen zumindest in der Öffentlichkeit nicht mitgeführt werden. Der Grund dafür ist klar, denn sie führen (auch bei rein defensiven Absichten) in den allermeisten Situationen zu einer Eskalation von Gewalt.
Aber es gibt bestimmte Gegenstände, die in Notwehrsituationen (siehe Kapitel Notwehr) hilfreich sein können, da sie Aufmerksamkeit schaffen und die TäterInnen verunsichern:

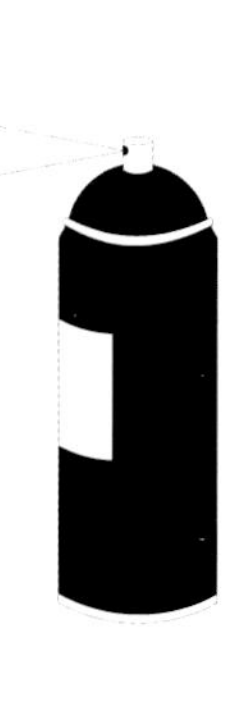

- **Pfeffersprays, Tierabwehrsprays oder CS-Gas-Sprays** helfen nur, wenn man im Einsatz geübt ist und diese im Ernstfall auch parat hat. Untersuchungen zeigen, dass ca. zehn Prozent der Personen, die in einer Notsituation das erste Mal einen Pfefferspray bedienten, das eigene Gesicht getroffen haben. So empfiehlt es sich, zwei zu kaufen, um an einem möglichst windfreien Tag deren Einsatz im Freien, z.B. an einem Baum, zu üben. Wirklich effektiv ist ein Pfefferspray nur dann, wenn man es nicht in einer Handtasche oder Ähnlichem bei sich trägt (da hier in der Regel zu lange gebraucht wird, um es zum Einsatz zu bringen) und man das Gesicht, am besten die Augen des Gegenübers, erwischt. So kann ein Pfefferspray z.B. in Situationen, in denen man sich unwohl fühlt (z.B. ein/e JoggerIn durchquert ein dunkles Waldstück oder eine Unterführung, in der sich viele Betrunkene aufhalten), in der Hand oder zumindest in der Jackentasche (nicht in der Hosentasche, da es bei einem Fehlgriff schnell zu einer Verletzung der Schleimhäute kommen kann) getragen werden.

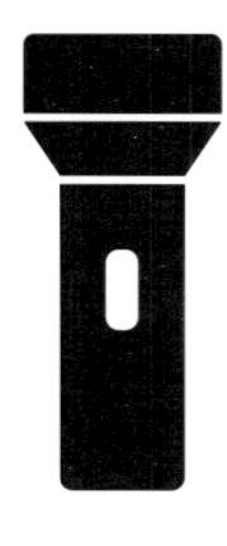

- **Taschenlampen** können z.B. beim abendlichen Nachhause- oder Spazierengehen hilfreich sein, da ein Lichtstrahl Aufmerksamkeit erregt (mögliche TäterInnen verfolgen in der Regel das Ziel, dass keine anderen Personen auf die Handlungen aufmerksam werden) oder das Gegenüber blenden und ablenken kann (was z.B. für eine Flucht genutzt werden kann). Zudem können insbesondere Modelle aus Metall (z.B. Modelle von MagLite) gut als Schlaginstrument eingesetzt werden.

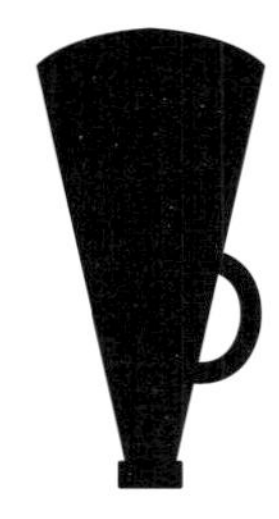

- **Taschen- und Schlüsselalarme, Schrillalarme, Triller- und Signalpfeifen**, die es in den unterschiedlichsten Farben und Ausführungen gibt, setzen auf einen grellen und zumeist sehr lauten Ton (140 Dezibel), der den/die AggressorIn verunsichern (was z.B. für eine Flucht genutzt werden kann) und andere Personen auf die Notsituation aufmerksam werden lassen soll. Gerade Modelle, die unauffällig und griffbereit getragen werden können und einfach in der Nutzung sind (z.B. gibt es Alarme, die wie eine normale Armbanduhr aussehen), sind zu empfehlen. Auf Festivals oder in Discotheken werden Alarme, wie auch Taschenlampen, nicht vom Einlasspersonal abgenommen (im Gegensatz zu den Pfeffersprays).

Natürlich eignen sich auch viele Alltagsgegenstände, wie Regenschirme oder Handtaschen, dazu, einen/eine AggressorIn auf Abstand zu halten oder damit zuzuschlagen. Es ist aber nicht sinnvoll, dass du dich in Gefahrensituationen ausschließlich auf Gegenstände verlässt, denn oft sind es erst der Einsatz der Stimme (z.B. lautes Rufen nach Hilfe oder klare Anweisungen an AggressorIn oder ZuschauerInnen; siehe Kapitel Zivilcourage), einfache Abstands- und Lösetechniken (z.B. Arme ausstrecken; siehe Kapitel Selbstverteidigung) oder ein beherztes Weglaufen, das dich endgültig in Sicherheit bringt.

Die Frage, wie du reagieren sollst, wenn du auf AggressorInnen triffst, die eine Waffe haben, unabhängig davon, ob es sich hierbei um ein Messer oder einen anderen gefährlichen Gegenstand handelt, ist einfach zu beantworten. Hier soll immer (!) so schnell wie möglich Abstand hergestellt und die Flucht ergriffen werden, denn die Gefahren für schwere oder sogar tödliche Verletzungen sind bei Waffengebrauch sehr hoch. In meinen Workshops habe ich es gelegentlich mit jungen Männern zu tun, die fest davon überzeugt sind, dass ein Versuch, die Waffe abzunehmen, der sicherere und bessere Weg sei, insbesondere wenn es sich dabei um eine Stichwaffe handelt. Da aber eine Entwaffnung oder auch die Verteidigung gegen einen Messerangriff ein höchst gefährliches Unterfangen ist, setzen, falls Zeit dafür ist, sogar erfahrenste PolizistInnen auf Spezialeinsatzkommandos (SEKs). Sollte es wider Erwarten doch passieren, dass ein potentielles Opfer an die Waffe eines/einer Aggressors/Aggressorin gelangt, steigen wiederum die Chancen, dass diese Waffe dann gegen das Gegenüber eingesetzt wird und sich das ursprüngliche Opfer evtl. einer Notwehrüberschreitung (siehe Kapitel Notwehr) strafbar macht.

Vorfelddeeskalation meint alle Maßnahmen, die vor Konflikt- und Gefahrensituationen getroffen werden können, damit eine Situation entweder gar nicht entsteht oder besser deeskaliert werden kann.

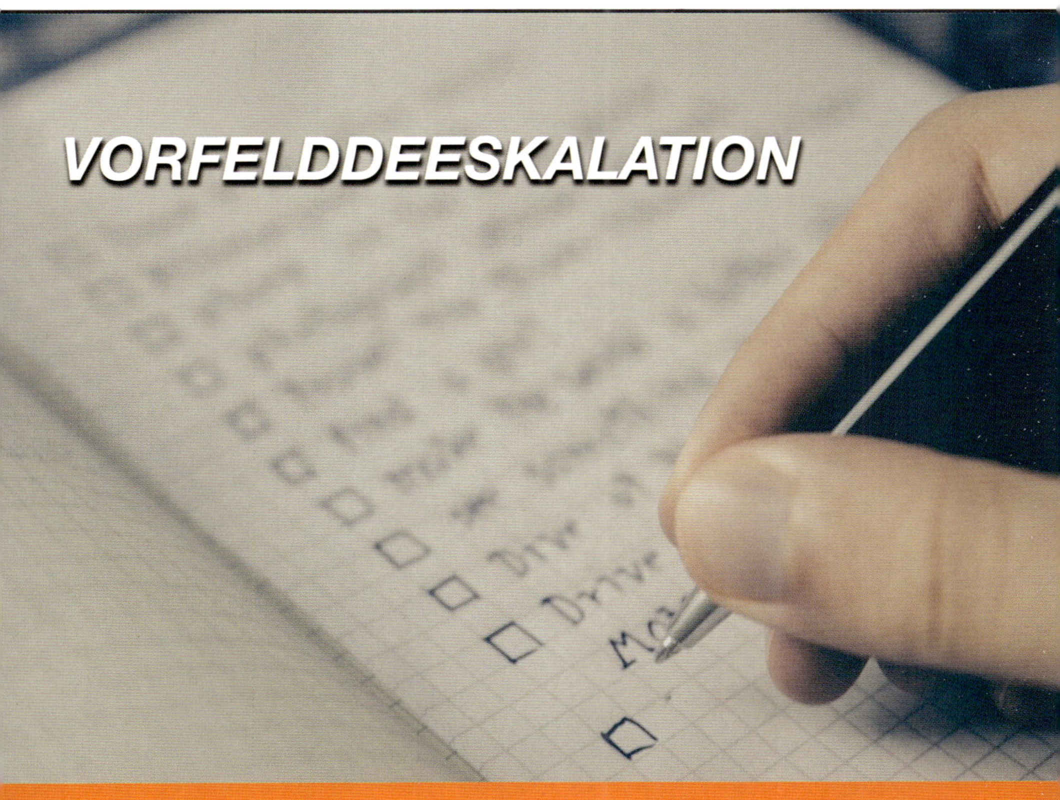

Nicht nur für bestimmte Berufsgruppen ist es sinnvoll, sich auf Konflikt- und Gefahrensituationen gezielt vorzubereiten.

Viele Berufsgruppen (PädagogInnen, ErzieherInnen, BeamtInnen usw.) in bestimmten Tätigkeitsfeldern (Schulen, Jugendzentren, Ämtern, Wohnheimen usw.) haben es regelmäßig mit Konflikt- und Bedrohungssituationen zu tun. Hier ist es besonders sinnvoll, alle Maßnahmen zu treffen, die bereits im Vorfeld dazu beitragen können, dass Konfliktsituationen verhindert oder besser deeskaliert werden können:

1. Sprich dich mit deinen KollegInnen ab:

- Erstelle einen genauen Vorgehensplan, wie in bestimmten Situationen agiert werden soll (Arbeitsteilung).
- Vereinbare unauffällige Gesten (z.B. Hand am Ohr oder gefaltete Hände) oder Codewörter (z.B. „Du musst noch Charlie anrufen"), mit denen unauffällig signalisiert werden kann, dass man Hilfe braucht, deine KollegInnen die Polizei rufen oder bei anderen KollegInnen oder beim Sicherheitsdienst Hilfe holen.

2. Bereite dich auf Krisengespräche vor:

- Führe Krisengespräche (z.B. wenn Eltern mitgeteilt wird, dass das Jugendamt ein Kind aus der Familie nimmt) immer zusammen mit KollegInnen und am besten zu Zeiten, wo sich viele Personen im Gebäude befinden.
- Informiere dich über GesprächspartnerInnen (sind sie z.B. schon durch körperliche Gewalt aufgefallen, kann sicherheitshalber die Polizei informiert bzw. evtl. sogar dazu geholt werden).
- Machst du einen Hausbesuch, präge dir mögliche Fluchtwege (z.B. Lift und Treppenhaus) gut ein und gehe am besten immer zu zweit.

3. Bereite deinen Arbeitsplatz vor:

- Es dürfen keine spitzen Gegenstände (wie Scheren oder Messer) am und in der Nähe des Schreibtisches griffbereit sein.
- Dein Sitzplatz soll so gestaltet sein, dass eine schnelle Flucht möglich ist (z.B. sollte sich dein Sitzbereich nicht an einer Wand, sondern in der Nähe der Tür befinden).

4. Wähle eine sichere Position:

- Falls du stehst, vermeide einen Aufenthalt am oberen Ende einer Treppe, an einem Fenster oder einer Glastür.
- Falls du sitzt und sich eine Situation zuspitzt, steh auf, damit du mehr Handlungsmöglichkeiten hast.

5. In einer Gruppe (z.B. Schulklasse, Clique im Jugendzentrum), mit der du arbeitest, oder bei Personen, mit denen dich eine berufliche Beziehung verbindet (z.B. BewohnerInnen einer Wohngruppe), kam es bereits zu einer Bedrohung oder einem körperlichen Konflikt:

- Hole alle Informationen zu diesem Konflikt ein und gib diese auch an deine KollegInnen weiter.
- Erstelle einen genauen Vorgehensplan, wie bei einer Wiederholung des Konflikts reagiert werden soll.
- Sorge dafür, dass der Konflikt ohne Stigmatisierungen aufgearbeitet wird, denn nur so kann am ehesten eine Wiederholung verhindert werden (evtl. ist eine Konfliktvermittlung, wie eine Mediation notwendig, oder es müssen Lernprozesse, wie z.B. Antigewaltworkshops in der Schule, initiiert werden).
- Achte bei den Konfliktparteien besonders auf sog. Frühwarnsignale (siehe Kapitel Frühwarnsignale).
- Informiere dich, wie es deinen KollegInnen geht (evtl. hat der Konflikt dazu geführt, dass KollegInnen in Zukunft mehr oder andere Hilfe benötigen).

6. Beachte deine Grenzen und die Grenzen deiner KollegInnen und triff nur Maßnahmen, die sich einfach umsetzen lassen (z.B. ist es für eine 50 kg schwere Lehrerin kaum möglich, dass sie sich mit der sog. Sandwichmethode zwischen prügelnde BerufsschülerInnen stellt).
7. Gehe für dein Tätigkeitsfeld typische Konflikt - und Gefahrensituationen und deren Deeskalationsmöglichkeiten (siehe Kapitel Deeskalations- und Konflikttypen) regelmäßig im Kopf durch und lass dich zum Thema Deeskalation coachen (Teamgespräche, Fortbildungen, Supervision usw.).

8. Fordere von deinem/deiner ArbeitgeberIn gegebenenfalls sinnvolle Sicherheitsmaßnahmen ein, wie z.B. Security-MitarbeiterInnen, Notfallknopf unter dem Schreibtisch, das Prinzip der offenen Tür (d.h. die Tür zum Nachbarraum ist immer geöffnet).

Ich arbeite schon zwei Jahrzehnte mit Menschen, die unter anderem dadurch gekennzeichnet sind, dass sie mehr oder weniger gewaltbereit sind. Meine helfende Rolle sorgt aber dafür, dass ich viel Dankbarkeit erfahre und mir in der Regel keine Gedanken darüber machen muss, welche Vorbereitungen ich zu treffen habe, damit meinen KollegInnen und mir nichts passiert.
Trotzdem komme ich ab und an in Situationen, in denen es durchaus geschehen kann, dass ein Konflikt in körperliche Gewalt umschlägt. So trug es sich vor ein paar Jahren zu, dass ich und meine damals 20-jährige Praktikantin in der Nähe meines Büros auf ein mir schon länger bekanntes Pärchen trafen. Der stark angetrunkene Mann schrie seine Lebensgefährtin an und kündigte an, sie zu schlagen. Ich sprach das Paar höflich an und fragte, ob ich ihnen helfen kann. Die Frau war sehr erleichtert darüber und auch der Mann hielt inne. Auf meinen Vorschlag hin folgten sie mir schließlich in mein Büro. Als sie die Besucherstühle, zu denen ich sie begleitete, erreichten und sie sich setzten, fing der Mann wieder an seine Frau anzubrüllen. Der Hintergrund war, dass sie sich trennen wollte und sie sich deshalb gerade auf den Weg zur gemeinsamen Wohnung gemacht hat, um ihre Habseligkeiten herauszuholen. Darüber war ihr Partner so erbost, dass er immer wieder aufstand, sich abwechselnd seiner Frau und mir zuwendete und dabei wild gestikulierend und schreiend erklärte, dass seine Frau dafür bestraft werden müsse und er sie jetzt schlagen werde. Dabei hatte ich ein wenig den Eindruck, dass er sich dafür meine Zustimmung einholen wollte. Ich ging aber auf seine Aussagen nicht ein und fragte in einem gelassenen Ton: “Sag mal, was magst du denn trinken?“ Irritiert machte er eine kurze Pause und fragte mich dann: „Warum fragst du das, ich wollte dir jetzt sagen, warum meine Frau es verdient hat geschlagen zu werden!“ Wiederholt ignorierte ich diese Aussage, zeigte ihm

unterschiedliche Getränkeflaschen und erklärte: „Naja, schau mal, du warst ja schon oft in meinem Büro und ich frage am Anfang immer danach, was du trinken willst. Schau, es gibt Wasser, Orangensaft, Kirschsaft, Apfelsaft und sogar Cola. Also was magst du trinken (siehe Konflikt- und Deeskalationstypen: Kreativer Typus und paradoxe Intervention)?"
Dieser Dialog wiederholte sich so oder so ähnlich sicherlich ca. fünf bis sechs mal. Dann trafen auch schon zwei Polizeibeamte ein, die meine Praktikantin zuvor im Nebenraum unauffällig alarmiert hatte, und begleiteten die Frau zu ihrer Wohnung. Da mir schon kurz nach dem Zusammentreffen mit dem Pärchen klar war, dass wir evtl. Hilfe benötigen würden, hatte ich zuvor einen kurzen Blickkontakt zu meiner Praktikantin genutzt und meine flache Hand auf ein Ohr gelegt. Das war das Zeichen dafür, die Polizei zu rufen, welches meine Praktikantin und ich bereits zu Beginn ihres Praktikums abgesprochen hatten.

Es lohnt sich aber nicht nur im beruflichen Kontext, auf Krisenfälle vorbereitet zu sein. Da meine Frau unter Epilepsie leidet und bei größeren Anfällen oder in extremen Stresssituationen (z.B. wenn ein Kind verunfallt) manchmal nicht mehr in der Lage ist, verständlich zu sprechen, kann es von enormer Hilfe sein, ein Handzeichen vereinbart zu wissen, das ohne weitere Erklärung verdeutlicht, dass ich ein Medikament holen muss oder der Notarzt zu verständigen ist.

Notwehr bezeichnet im deutschen Straf- und Zivilrecht diejenige Verteidigungshandlung, die erforderlich ist, um einen gegenwärtigen rechtswidrigen Angriff von sich oder einem anderen abzuwenden.

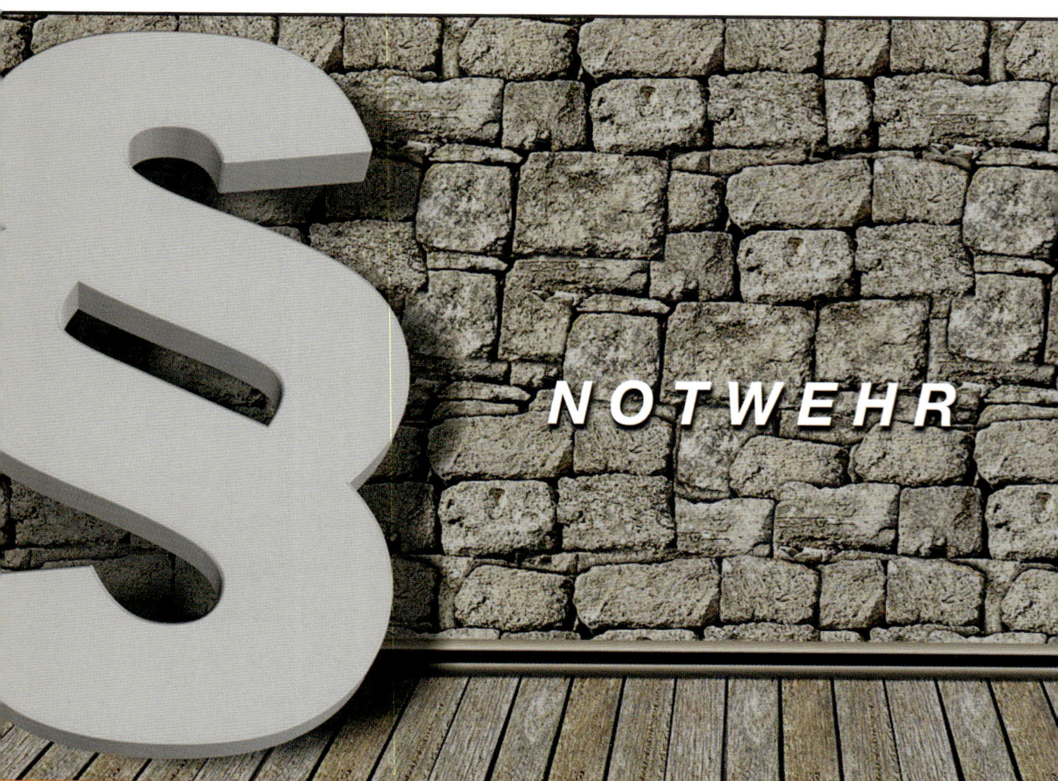

Viele Menschen verlassen sich in Gefahrensituationen auf das Recht, sich verteidigen zu dürfen, wissen aber gar nicht, welche Situationen den Einsatz rechfertigen bzw. welche eigenen Handlungen erlaubt sind.

Zum Glück erfordern es nur die wenigsten Situationen, dass man sich körperlich zur Wehr setzen muss, da sich die allermeisten Konflikt- oder Gefahrensituationen mit anderen Mittel lösen lassen. Damit das Handeln in einer heiklen Situation erfolgreich ist und man auch keine Notwehrüberschreitung begeht (z.B. eine Körperverletzung), sollte man aber wissen, welche Situationen den Einsatz von Notwehrmaßnahmen rechtfertigen und welche eigenen Handlungen erlaubt sind.

Zunächst musst du dir sicher sein, dass eine wirkliche Notwehrlage, also ein gerader angefangener, noch andauernder oder ein unmittelbar bevorstehender rechtswidriger Angriff vorliegt, der eine Gefahr für das Leben, die körperliche Unversehrtheit, die sexuelle Selbstbestimmung oder das Recht auf Eigentum bei dir oder bei anderen Personen darstellt (bei anderen Personen spricht man dann von einer Nothilfelage). Das kann z.B. sein, wenn du oder andere festgehalten, geschlagen, eingesperrt, sexuell belästigt oder bestohlen wirst/werden. Die Notwehr- oder Nothilfelage kann also schon vor einem Übergriff beginnen, z.B. wenn jemand mit einem Messer mit der klar zu erkennenden Absicht, jemanden zu verletzen, auf dich oder andere Personen zuläuft. Zu beachten ist dabei, dass der Zeitraum, in dem man agieren darf, begrenzt ist. Z.B. wenn man in einer Disco einen Schlag abbekommt, der/die TäterIn aber sofort wegläuft. Verfolgst du ihn, um ihn/sie zu schlagen, handelt es sich dabei um keine rechtfertigende Notwehrsituation.
Wichtig ist aber auch, dass die konkrete Notwehr- oder Nothilfehandlung geeignet sein muss, um den Angriff sofort und sicher zu beenden. Zudem gilt immer der Grundsatz, dass das geringste Mittel zum Einsatz kommen soll, um das Gegenüber bestmöglich zu schonen. Wird z.B. jemand festgehalten oder geohrfeigt, darf also nicht gleich zu einem Messer gegriffen werden. Genauso muss die Handlung geboten sein, was bedeutet, dass es Umstände gibt, bei denen das Recht zur Notwehr eingeschränkt wird, wie z.B. bei Angriffen durch Kinder, Verwirrte oder andere offensichtlich schuldlos handelnde Personen.

In meinen Workshops versuche ich den TeilnehmerInnen deswegen beizubringen, zuerst immer genau zu prüfen, ob die Situation ein Einschreiten überhaupt rechtfertigt, und falls ja, bei mehreren zur Verfügung stehenden gleich wirksamen Mitteln immer diejenigen auszuwählen, die beim/bei der AggressorIn am wenigsten Schaden anrichten. Hält man sich nicht an diese Regeln, begeht man eine sog. Notwehrüberschreitung und kann z.B. für eine Körperverletzung bestraft werden. Überschreitet man die Grenzen der Notwehr allerdings aus Verwirrung, Furcht oder Schrecken, so wird man nicht bestraft und man spricht von einem sog. Notwehrexzess. Darauf kann man sich aber natürlich nur für den Zeitraum berufen, solange die Notwehrlage angedauert hat.

Beispiele für ungerechtfertigte Notwehr- bzw. Nothilfelagen, Notwehrüberschreitungen oder für einen unverhältnismäßigen Einsatz der Mittel:

1. Wird ein Angriff provoziert, um danach z.B. schlagen zu können (ein erfahrener Boxer sucht Streit, um seine Fähigkeiten zu zeigen).
2. Wenn ein krasses Missverhältnis in Größe, Gewicht, Alter oder Fähigkeiten vorliegt (ein 25-Jähriger schlägt nach einem Faustschlag einen 10-Jährigen nieder).
3. Nach einer Beleidigung (Face-to-Face oder Cyber-Mobbing) wird geschlagen.
4. Nach einer Ohrfeige oder einem Faustschlag wird ein Messer benutzt.
5. Ein Angriff kann durch Ausweichen, Flucht oder andere defensive Methoden/Techniken abgewehrt/verhindert werden.
6. Der/die AggressorIn ist nicht schuld- und steuerungsfähig, z.B. weil er/sie geisteskrank oder stark betrunken ist.

Liegt aber ein Missverhältnis in Größe, Gewicht, Alter oder Fähigkeiten zu ungunsten eines Opfers vor, z.B. wenn ein 16-jähriges Mädchen von zwei Männern geschlagen wird, dürfen auch Mittel (z.B. herumliegende Steine, Flaschen usw.) eingesetzt werden, die in anderen Konstellationen evtl. nicht erlaubt sind. So lässt sich festhalten, dass es immer einer genauen Einzelfallabwägung bedarf, ob es sich um eine Notwehr- oder Nothilfelage handelt, und falls ja, wie genau agiert werden kann. Deshalb, aber natürlich auch wegen der unklaren Erfolgsaussichten des eigenen Handelns und der damit verbundenen Risiken, sollte man immer alles tun, dass man erst gar nicht in Situationen kommt, in denen ein körperliches zur Wehr setzen notwendig werden könnte.

Parallel zur Notwehr und zur Nothilfe existiert der sog. rechtfertigende Notstand. Dieser Paragraph soll andere schutzwürdige Interessen auffangen und HelferInnen vor einer Strafe schützen. Z.B. jemand hat vor sich selbst zu töten, ein/e MitarbeiterIn der Feuerwehr oder der Polizei greift ein und die Person wird dabei verletzt. Wie bei der Notwehr/Nothilfe muss auch hier der Eingriff erforderlich, verhältnismäßig und angemessen sein.

Als **Selbstverteidigung** wird die Vermeidung und die Abwehr von Angriffen auf die körperliche Unversehrtheit eines Menschen bezeichnet.

SELBSTVERTEIDIGUNG

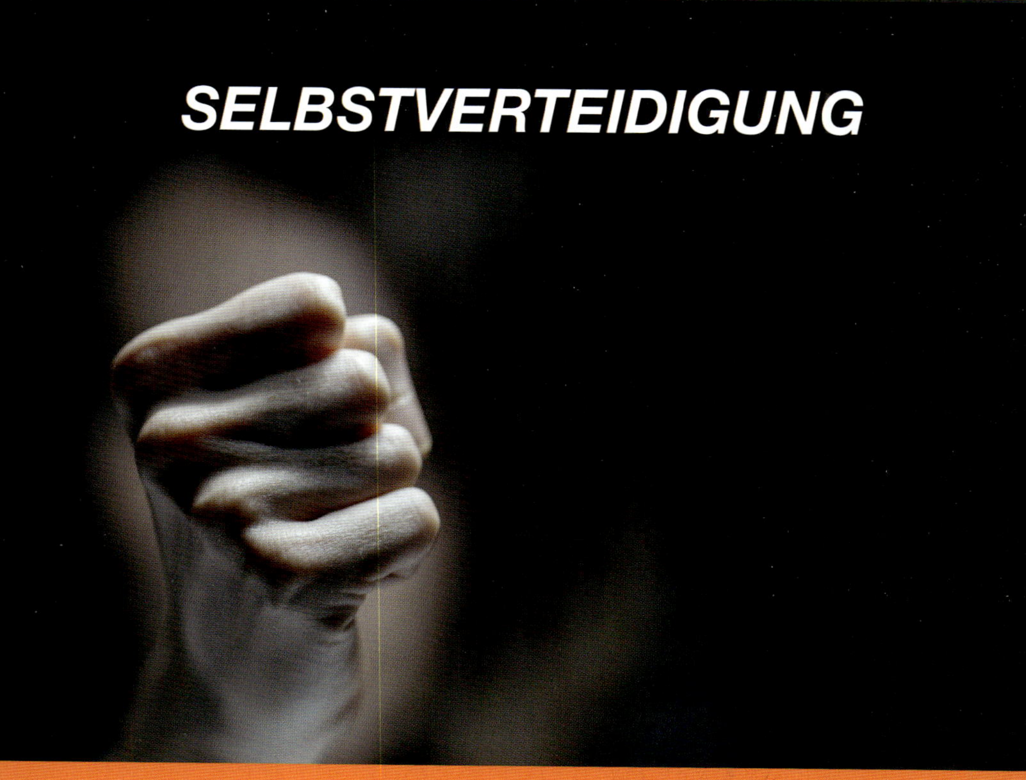

Nur selten ist man auf Selbstverteidigungstechniken angewiesen. In manchen Konflikt- und Gefahrensituationen können sie aber durchaus hilfreich sein.

Erfreulicherweise lassen sich die allermeisten Konflikt- und Gefahrensituationen lösen, ohne dass man zu Selbstverteidigungstechniken greifen muss. In einigen Konfliktsituationen, z.B. wenn es keine Chance zu einer Flucht gibt, weil man festgehalten oder geschlagen wird, können uns aber sog. Abstands- und Entflechtungstechniken, die nicht die gewalttätige Auseinandersetzung mit dem/der AggressorIn zum Ziel haben, die nötige Zeit verschaffen, um Hilfe zu holen oder zu fliehen.

Eine wichtige Rolle spielt dabei aber auch die **Stimme**, da sie uns immer zur Verfügung steht. Denn wer es schafft, die Stimme lautstark und zielgerichtet einzusetzen:

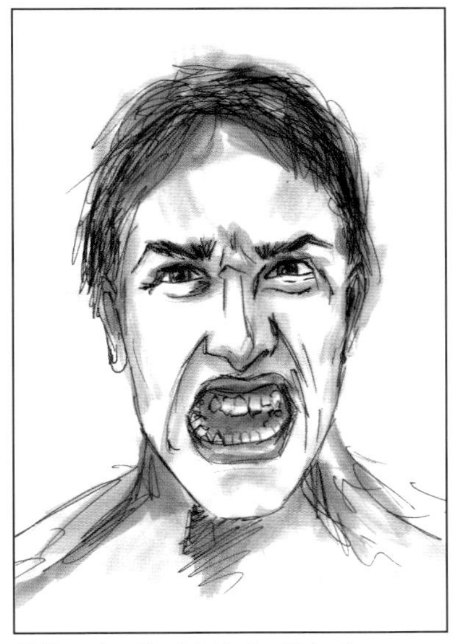

Wütendes Gesicht beim Schreien.

1. Macht klar, dass es sich nicht um ein leichtes Opfer handelt.
2. Stärkt die eigenen Kräfte, da dem Körper mehr Sauerstoff zugeführt wird.
3. Holt die Gewalttat aus der Anonymität heraus und aktiviert HelferInnen.
4. Verunsichert den/die TäterIn, da er/sie evtl. nicht mit Gegenwehr gerechnet hat.
5. Verursacht Schmerzen beim Gegenüber, falls in unmittelbarer Nähe des Ohrs geschrien wird.
6. Verschafft sich Zeit, die für eine evtl. notwendige Flucht benötigt wird.

Da nicht jeder in der Lage ist, lautstark zu schreien (siehe handlungsunfähiger Konflikt- und Deeskalationstypus), üben wir in meinen Workshops gezielt den Einsatz der Stimme mit Hilfe von speziellen Rollenspielen.

1. Ja-Nein-Paarübung

   Zwei SchülerInnen stehen sich gegenüber und ein/e SchülerIn sagt das Wort „Ja" und die/der andere SchülerIn das Wort „Nein". Dabei wird von beiden Parteien kontinuierlich die Lautstärke gesteigert. Zu beachten sind ein direkter Blickkontakt, ein ernster Gesichtsausdruck und ein sicherer Stand.

2. Grenzen aufzeigen
   Ein/e SchülerIn steht mit dem Rücken zu einer Gruppe SchülerInnen und stellt sich vor, dass sie/er z.B. beleidigt wird. Sie/er dreht sich um und schreit laut „nein“, „aufhören" oder Ähnliches. Körperhaltung, Mimik und Gestik sollen dabei unterstreichen, dass ihre/seine Grenze überschritten wurde. Die Gruppe der SchülerInnen gibt Rückmeldung, ob sie vom Einsatz der Stimme, der Körpersprache, Mimik und Gestik überzeugt wurden.
3. Ja und Nein-Kreisübung
   Mehrere SchülerInnen stehen im Kreis. Falls ein/e SchülerIn „Ja“ sagt, gibt die/der nächste SchülerIn das „Ja“ im Uhrzeigersinn weiter. Antwortet ein/e SchülerIn mit „Nein“, ändert sich die Richtung. Ein „Ja“ soll dabei mit einer offenen, zugewandten und freundlichen Stimme, Körperhaltung, Mimik und Gestik vorgetragen werden. Ein „Nein“ dagegen soll mit einer lauten Stimme und einer abwehrenden oder sogar wütenden Körperhaltung, Mimik und Gestik kommuniziert werden.
4. Pizza-Übung
   Zwei Gruppen von SchülerInnen stehen sich gegenüber. Eine Gruppe ruft so laut wie möglich „Pizza Margherita“ und die andere Gruppe „Pizza Salami“. Ziel dabei ist es, dass beide Parteien gleich laut sind und somit kein Begriff herauszuhören ist.

Die folgenden **Abstands- und Entflechtungstechniken**, die wir in meinen Workshops trainieren, sind unabhängig von Alter, Geschlecht und körperlicher Fitness oder Beschaffenheit einfach und schnell zu lernen. Trotzdem ist es aber ratsam, sie in einem speziellen Kurs zu trainieren und dann zumindest einmal im Monat zu wiederholen.

1. Wird man am Unterarm oder am Handgelenk von einer Hand festgehalten, besteht die Chance, sich durch ein schnelles, seitlich und kreisförmig

ausgeführtes Herausdrehen zu befreien. Umso größer der Radius der Kreisbewegung ist, um so kraftvoller ist in der Regel die Bewegung.

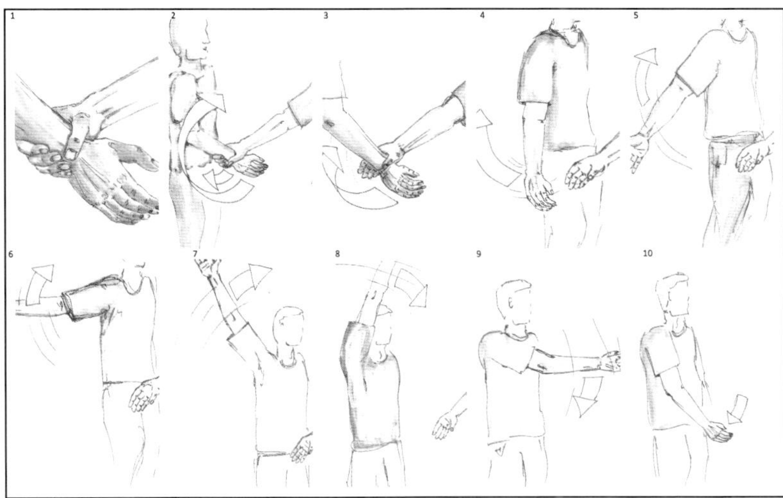

Befreiungstechnik bei Umklammerung durch eine Hand.

2. Halten zwei Hände den Unterarm oder das Handgelenk, kann durch ein Herausziehen der umklammerten Hand (die dabei am besten zu einer Faust geballt wird) durch die freie Hand, beendet werden.

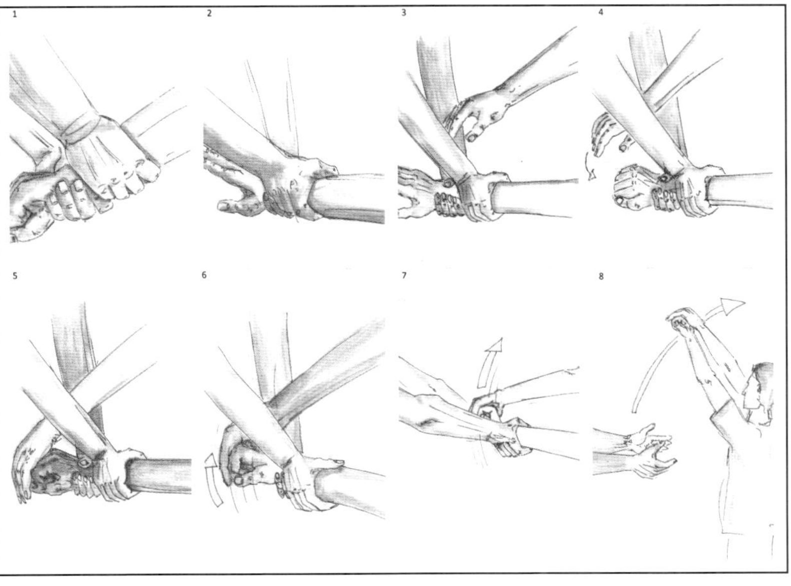

Befreiungstechnik bei Umklammerung durch zwei Hände.

3. Falls jemand in deine intime Zone eindringen will und du mit einem Angriff rechnest, kannst du mit durchgestreckten Armen (sie müssen dabei eine gerade Linie bilden) den/die möglichen AggressorIn ein Stück nach hinten schubsen. Das solltest du dir aber gut überlegen, denn diese Handlung sorgt zumindest für kurze Zeit für gefährliche Nähe statt für schützenden Abstand. Deshalb solltest du dich, wie auch bei allen anderen Abstands- und Lösetechniken, die hier gezeigt werden, schon vor der Durchführung auf ein anschließendes Weglaufen vorbereiten.

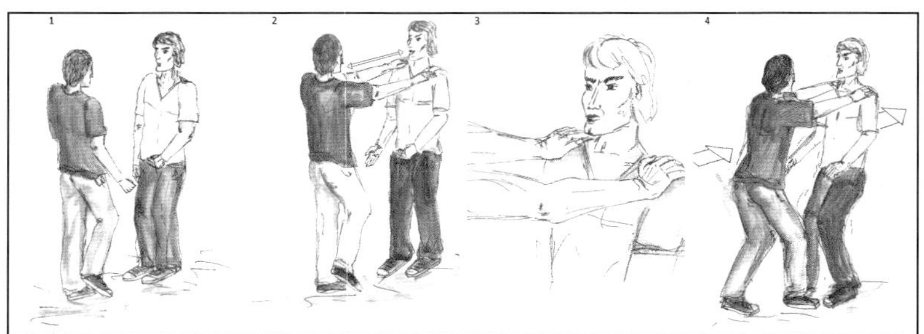

Vergrößern des Abstands durch Schubsen.

4. Falls du am Hals oder an den Schultern fixiert wirst, kann durch das Heben eines Armes und einer anschließenden schnellen Drehung deines Rumpfes und deiner Beine um 90 Grad in Richtung der Arme des/der Aggressors/Aggressorin, die Umklammerung gelöst werden.

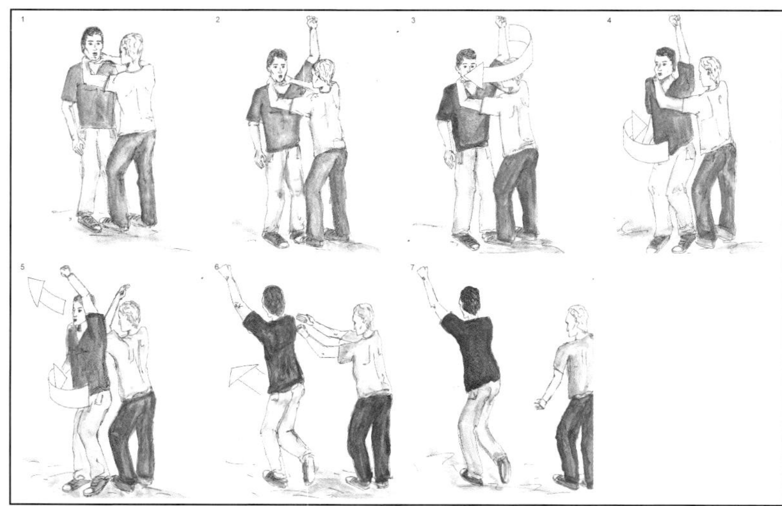

Befreiungstechnik bei Würgen oder Festhalten an Hals oder Schultern.

5. Wirst du gegen eine Wand gedrückt, kannst du dich durch einen Schlag auf die Armbeuge des einen Armes und ein nach oben Drücken des Ellenbogens des anderen Armes des Gegenübers, mit einer gleichzeitigen 60 bis 90 Grad Drehung deines Rumpfes und deiner Beine in Richtung des nach oben gedrückten Armes, aus einer Fixierung befreien.

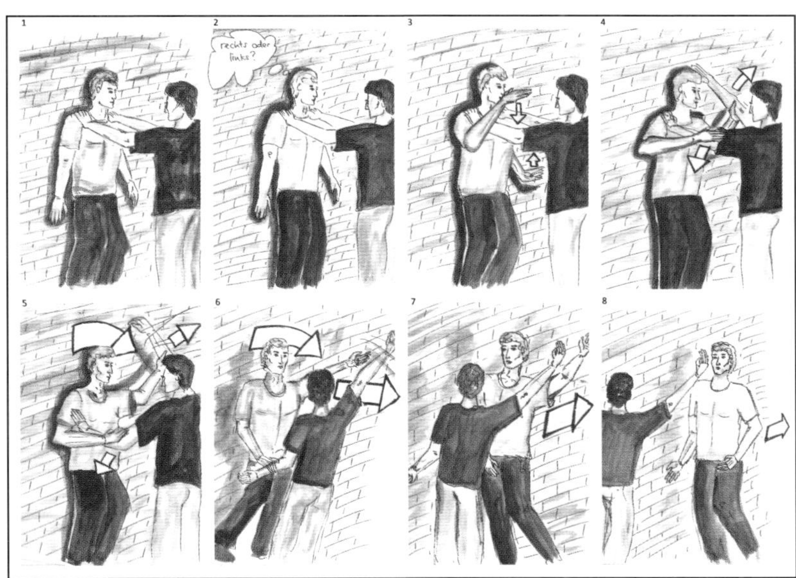

Befreiungstechnik bei Fixierung an einer Wand.

6. Wirst du festgehalten oder umklammert, kann ein Griff in die schmerzempfindlichen Bereiche des Gesichts des Gegenübers, wie z.B. Augen, Nase, Ohr, Mund oder in die Drosselgrube, die sich unter dem Kehlkopf zwischen den Schlüsselbeinen befindet, dazu führen, dass es, oftmals rein instinktiv, einen Schritt zurückweicht.

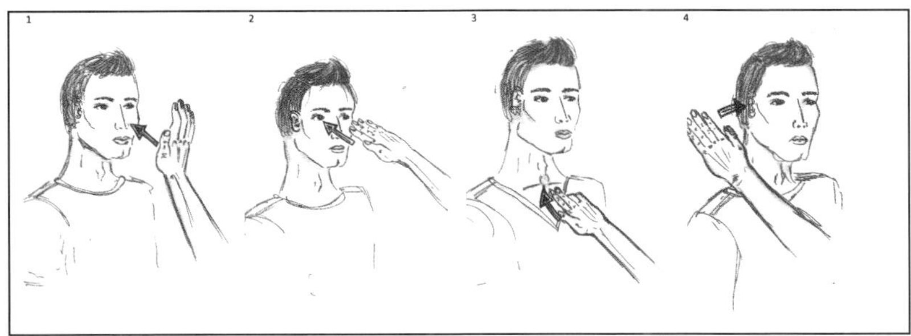

Befreiungstechnik bei Umklammerung oder Festhalten.

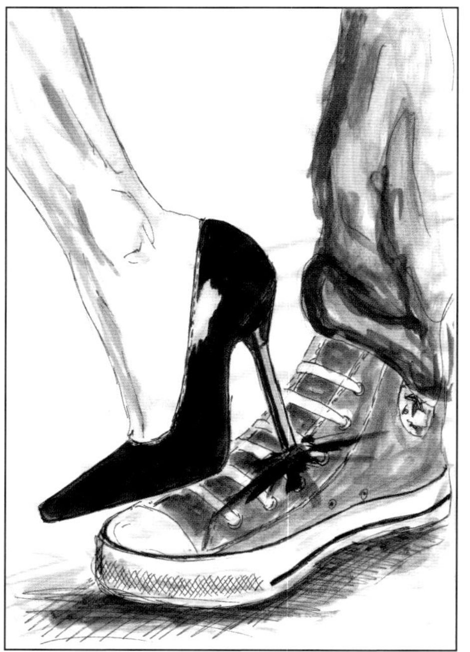

Befreiungstechnik mit Gegenständen bei Umklammerung oder einem Haltegriff.

7. Ein gezielter Tritt mit einem hohen Schuhabsatz oder ein Schlag mit einem zufällig bei sich getragenen Gegenstand (wie z.B. Regenschirm oder Tasche) kann dabei helfen, eine Umklammerung oder einen Haltegriff zu lösen.
8. Wirst du festgehalten oder umklammert dich jemand, kann eine schnelle Hebelbewegung an einem einzelnen Finger des Gegenübers deine Notlage lösen. Liegt dessen Handrücken frei, kannst du eine Faust ballen und mit deinen Fingerknöcheln unter festem Druck schnelle Reibebewegungen in gegensätzlicher Richtung zum Verlauf seiner Sehnen- und Muskelstränge machen.
9. Natürlich kann auch ein Kratzen, Beißen, Schlagen oder Treten in Situationen, in denen du festgehalten wirst, den gewünschten Erfolg bringen.

Zusammenfassend ist anzumerken, dass sämtliche Selbstverteidigungstechniken, auch wenn es sich nur um die von mir beschriebenen eher defensiven Abstands- und Lösetechniken handelt, sogar oder gerade wenn man darin geübt ist und sich bei deren Anwendung sicher fühlt, immer das allerletzte Mittel sein müssen. Keinesfalls dürfen andere Techniken, wie z.B. verbale Deeskalationstechniken, Weglaufen und Hilfe holen, vernachlässigt werden, denn man sollte sich jeder Zeit vor Augen führen, dass jeder Einsatz von körperlichen Maßnahmen Risiken mit sich bringen kann.

Alle **Deeskationsmethoden und -techniken** verfolgen das Grundsatzziel, psychische und physische Verletzungen jeder Art zu verhindern oder zumindest zu vermindern.

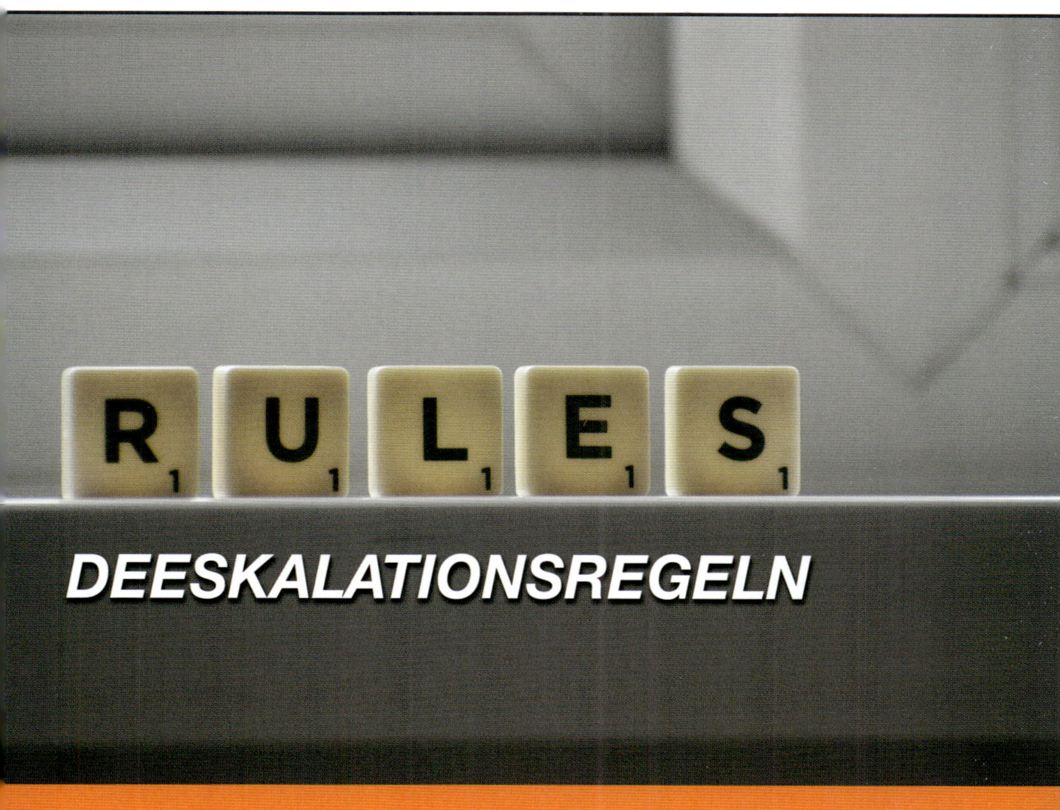

DEESKALATIONSREGELN

In den zurückliegenden Kapiteln haben wir uns bereits viele Deeskationsmöglichkeiten angeschaut. Hier findest du eine zusammenfassende Auflistung von wichtigen Ansätzen, Methoden und Techniken.

In den zurückliegenden Kapiteln habe ich bereits viele Möglichkeiten zusammengetragen, die in Konflikt und- Gefahrensituationen helfen können. Hier findest du eine zusammenfassende Auflistung von wichtigen Ansätzen, Methoden und Techniken, von denen ich allerdings hoffe, dass du sie zukünftig selten bis gar nicht einsetzen bzw. beachten musst.

Falls du in Zukunft trotzdem Opfer eines gewaltsamen Übergriffes werden solltest, möchte ich dich bitten, die Tat zur Anzeige zu bringen. Nur so kann verhindert werden, dass evtl. auch andere Menschen unter dem/der TäterIn leiden müssen. Dazu ist es wichtig, dass du dir Tätermerkmale, wie Alter, Größe, Kleidung und besondere Merkmale, wie z.B. Tätowierungen, gut einprägst.

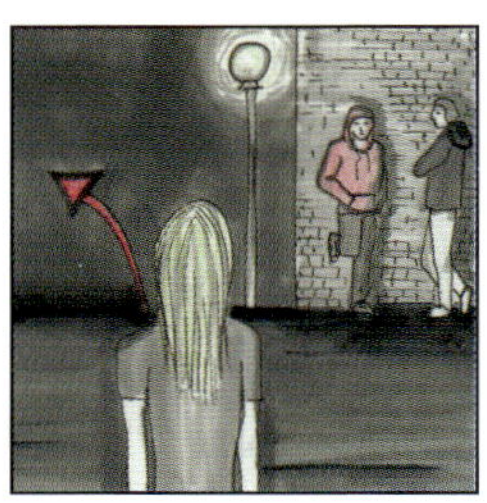

Gehe Gefahren so früh wie möglich aus dem Weg.

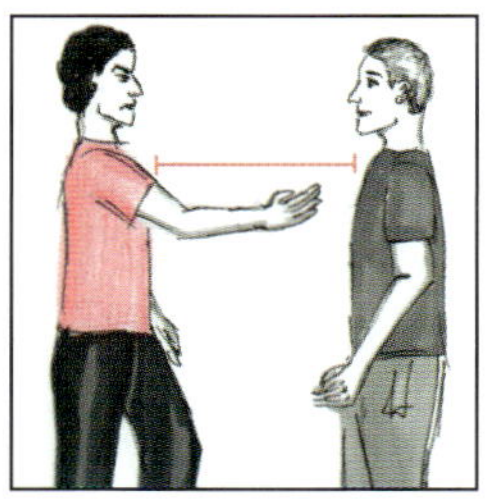

Achte auf genug Abstand.

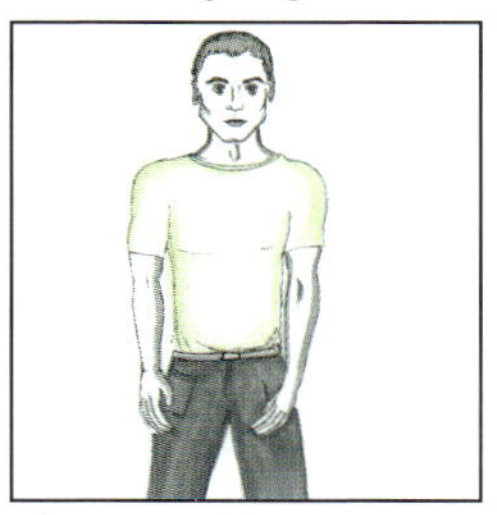

Setz deine Körpersprache gezielt ein.

Generell ist zu beachten:

1. Achte auf Frühwarnsignale, gehe Gefahren so früh wie möglich aus dem Weg und höre auf deine inneren Stimme.
2. Mache immer eine möglichst konservative Risikoeinschätzung und rechne mit dem Schlimmsten.
3. Versuche immer den Mindestabstand (zumindest die intime Zone) zu wahren und vermeide so gut es geht Körperkontakt.
4. Falls du sitzt, steh schnell auf, damit du handlungsfähiger bist.
5. Wenn du mit dem/der AggressorIn redest, verzichte auf Beleidigungen, Belehrungen oder Vorwürfe, mache klare, verständliche und kurze Ansagen und sieze dein Gegenüber.
6. Ist die Situation noch in einer frühen Eskalationsstufe, probiere deeskalierende Gesprächstechniken (z.B. Gewaltfreie Kommunikation, LEAF-Modell, Tit for Tat) aus.
7. Schaue dir deinen kommunikativen Status an und

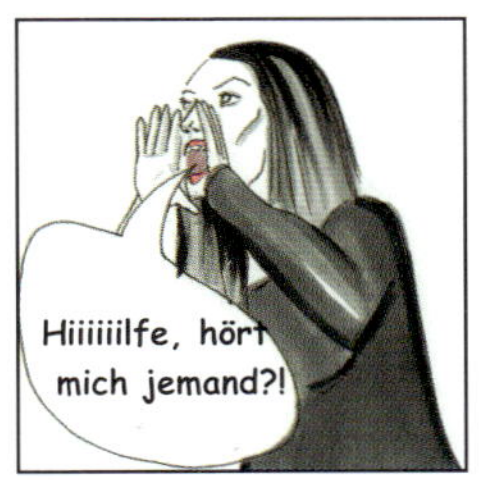

Schrei so laut du kannst.

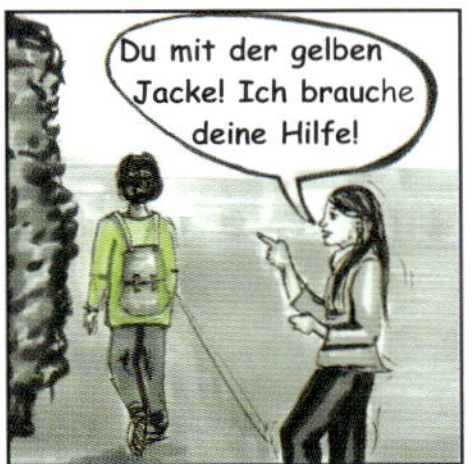

Sprich PassantInnen an.

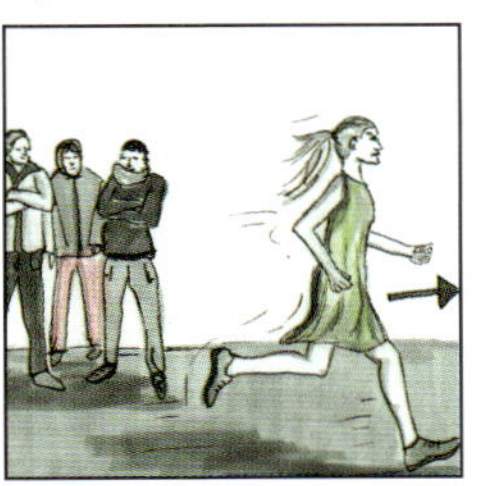

Wird es gefährlich, dann lauf weg.

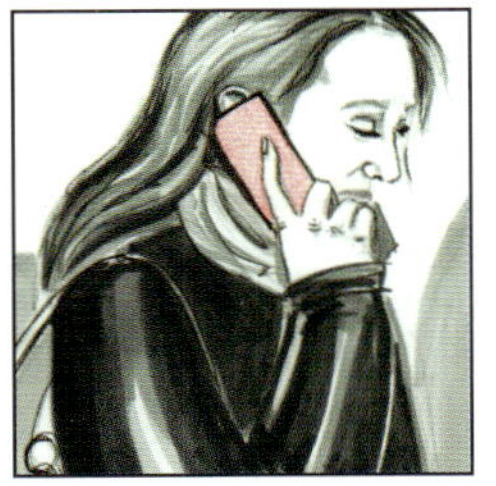

Informiere die Polizei.

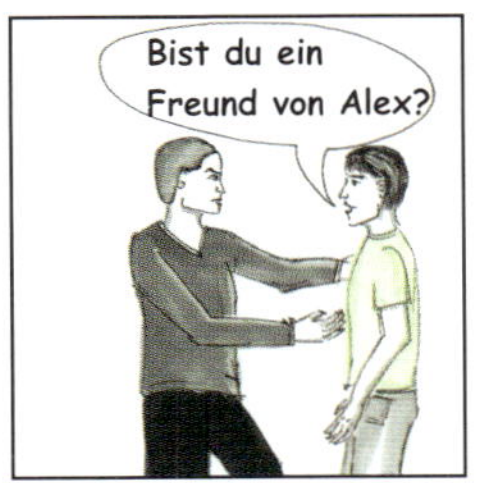

Verwirre den Täter und suche nach Gemeinsamkeiten.

versuche den Hochstatus zu vermeiden.

8. Achte auf das Ampelmodell von Gewalt und liefere keine Rechtfertigungsgründe für mögliche Übergriffe (z.B. bei Beleidigungen nicht selbst beleidigen).

9. Achte auf dein Stresslevel und versuche deine Tiltgrenze nicht zu überschreiten.

10. Setze deine Körpersprache, Mimik, Gestik und deine Stimme so ein, dass du selbstbewusst wirkst.

11. Setze klare Grenzen (z.B. „Stop, ich will nicht dass Sie mich anfassen!").

12. Versuche dich nicht zu sehr von deiner Angst leiten zu lassen, da sie dich lähmen und handlungsunfähig machen kann. Bist du sehr verängstigt, spiele im Kopf z.B. verschiedene Deeskalationstrategien durch und konzentriere dich dann auf die Umsetzung von einer dieser Möglichkeiten.

13. Signalisiere dem/der AggressorIn, dass du kein „Opfer" bist, z.B. durch aktives Handeln statt passivem Abwarten.

14. Bitte andere Personen gezielt um Hilfe (z.B. „Du mit der gelben Jacke, ich brauche deine Hilfe!") und nutze andere Hilfsquellen (z.B. Notruf bei Polizei).

15. „Vermenschliche" dich, damit du nicht als ein bloßes Opfer gesehen wirst („Ich heiße Peter und meine Familie sitzt da drüben.").

16. Habe keine Scheu davor, vor/bei Konflikten, Bedrohungen usw. einfach wegzugehen oder wegzulaufen.

17. Verbünde dich mit dem/der AggressorIn und (er)finde Gemeinsamkeiten (z.B. „Ich sehe das genau so wie du" oder „Kennen wir uns nicht von der Arbeit?").

18. Verschaffe dir und der Situation möglichst trickreich

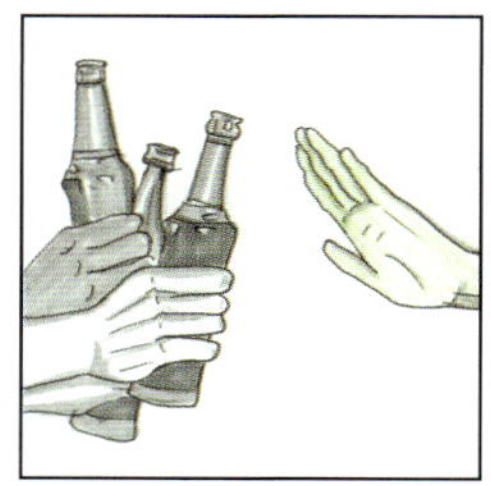

Trinke nicht zu viel Alkohol.

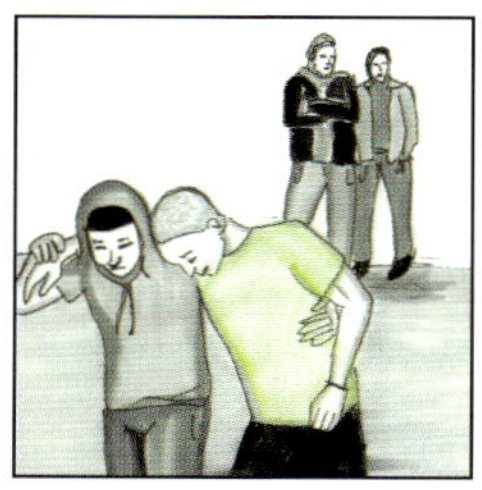

Konzentriere dich auf das Opfer.

Aufmerksamkeit (z.B. durch lautes Schreien, Auslösen von Alarmen, Nutzen des Nothalts in Bus und Bahn, Zerschlagen von Scheiben usw.).

19. Gehe so kreativ und paradox wie möglich vor und lenke ab, täusche und verwirre den/die TäterIn (z.B. „Sorry, wir können gleich weiterstreiten, aber jetzt muss ich mich erst mal am Klo übergeben!“ oder „Ich glaube ihr solltet damit besser aufhören, denn da drüben habe ich die Polizei gesehen!“).
20. Fühlst du dich provoziert, versuche alle negativen Inhalte (Worte, Gesten usw.) zu ignorieren oder deute sie um („Mit der Beleidigung meint er sicher nicht mich. Er hatte wohl einen echt miesen Tag.“). So gewinnst du nicht nur Zeit, um du dich (wieder) zu beruhigen, sondern lässt eine andere, weniger konfliktbehaftete Sichtweise auf die Situation zu.
21. Trinke nicht zu viel Alkohol, damit du dich besser unter Kontrolle hast und meide Personen, die bewusstseinsverändert wirken.
22. Sei dir deiner eskalativen Verhaltensmuster bewusst und überschätze dich und andere Personen (z.B. Zuschauer als mögliche HelferInnen) nicht.
23. Sei aufmerksam, damit du wichtige Details nicht übersiehst, frage nach, wenn du etwas nicht verstehst, mache Angebote und kläre Missverständnisse auf.
24. Versuche Arenasituationen zu vermeiden oder löse sie auf.
25. Halte mögliche Fluchtwege offen (für dich und für den/die AggressorIn).
26. Wirst du sexuell bedrängt, dann lass dich nicht berühren, halte Blickkontakt, mache die Situation sofort öffentlich, hole dir Hilfe und reagiere so schnell und so wütend wie möglich.
27. Verliere deinen Humor nicht, denn Humor verbindet und wirkt deeskalierend.

28. Falls es in einer Situation hilfreich ist, widersprich dem/der AggressorIn nicht und übernimm die Schuld für Dinge, die du nicht getan hast.
29. Verfügt das Gegenüber über eine Waffe, flüchte so schnell es geht.
30. Falls möglich, gib dem/der AggressorIn, was verlangt wird (z.B. Geldbörse oder andere Wertgegenstände bei einem Raubversuch).
31. Verlass dich nicht auf einen Gegenstand, den du dabei hast (z.B. Pfefferspray).

SEX
Fall du diese extra kleingeschriebenen Zeilen liest, noch bevor du den Text auf der Seite angeschaut hast, hast du den Beweis dafür, dass man mit Tricks erfolgreich auf bestimmte Situationen (in diesem Fall ist es dieser Text) aufmerksam machen kann.

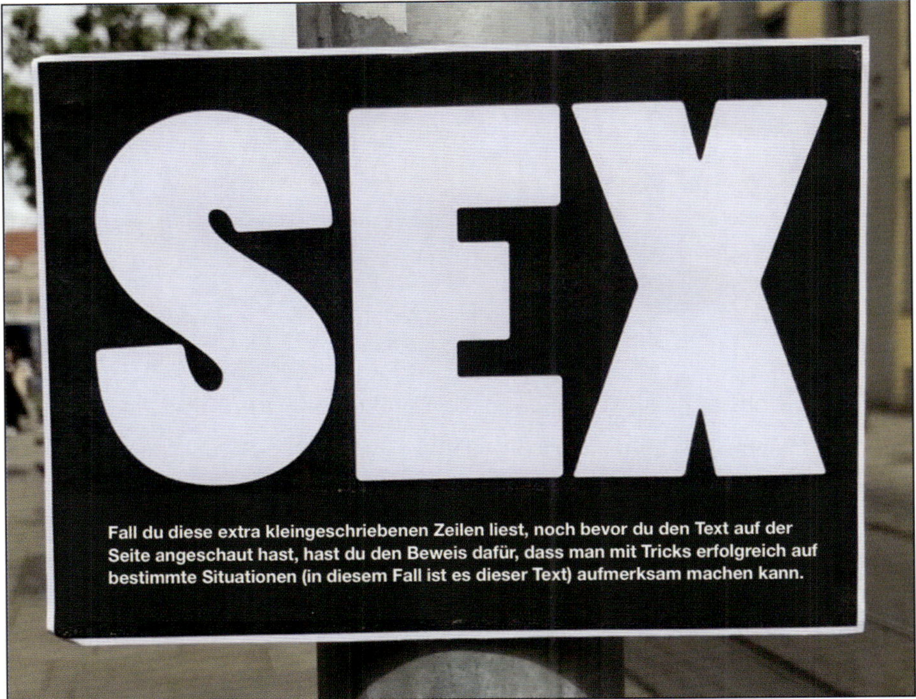

Experiment: Was hast du zuerst gelesen, als du auf die Seite geblättert hast? Den Text von oben oder den Text im Bild?
Quelle: Das Straßenschild stammt von einer Social-Media-Künstlerin, die damit im Jahr 2017 Wahlwerbung machte. Der Text unter „Sex" wurde von mir abgeändert. www.derwesten.de/panorama/waehler-mit-sex-gekoedert-was-hinter-diesem-plakat-steckt-id211915369.html.

32. Falls es notwendig ist, verteidige dich körperlich. Vergiss dabei deine Stimme nicht.
33. Betrachte die Situation aus der Metaperspektive, d.h. distanziere dich von deiner Gedanken- und Emotionswelt, um die Situation aus einer anderen

Perspektive zu betrachten. Das beruhigt und verschafft dir einen besseren Überblick.

34. Überlege dir Methoden, wie du in konfliktreichen Situationen Stress abbauen kannst (z.B. von 20 Rückwärtszählen, mehrmals tief Durchatmen, im Gedanken die Geburtsdaten der Familie durchgehen).
35. Übe einen Satz ein, der bei unterschiedlichen Begebenheiten deeskalierend wirken kann (z.B. „Alles gut, ich will keinen Streit" oder „Ich bin mir sicher, wir finden eine Lösung.").
36. Lege dir für unterschiedliche Situationen schon im Vorfeld sog. Worst-Case-Strategien zurecht (was ist zu tun, wenn ...) und sei flexibel beim Einsatz der unterschiedlichen Deeskalationstechniken.

Wenn du anderen Personen, die in einer Notsituation sind, helfen willst (sog. Nothilfe):

1. Falls möglich, konzentriere dich auf das/die Opfer und bringe es/sie in Sicherheit.
2. Versuche Augenkontakt zum/zur AggressorIn zu vermeiden.
3. Nähere dich dem/die AggressorIn nicht von hinten oder seitlich und bedränge ihn/sie nicht.
4. Signalisiere dem/der AggressorIn, dass du auf den Vorfall aufmerksam geworden bist.
5. Lass dir von anderen Personen helfen und sprich dich mit ihnen ab.
6. Vergiss die Eigensicherung nicht.

Wenn du mit Gruppen arbeitest (z.B. Schulklasse, Clique im Jugendzentrum), und/oder dich eine berufliche Beziehung mit dem/der AggressorInnen verbindet (z.B. als BetreuerIn in einer Wohngruppe):

1. Versuche den/die AggressorIn auf der emotionalen Ebene anzusprechen, damit er/sie (wieder) erreicht werden kann.
2. Sprich den/die AggressorIn mit Namen an, baue Blickkontakt auf und nimm eine wertschätzende Haltung ein.

3. Stelle Fragen, um die Situation besser zu verstehen, versuche das Gespräch zu vertiefen und mache Lösungsvorschläge.
4. Weise auf die Konsequenzen hin, die bei einer Eskalation drohen (z.B. Hausverbot in einem Jugendzentrum).
5. Vermeide den/die AggressorIn zu dominieren oder in eine Ecke zu drängen.
6. Falls möglich, trenne die KontrahentInnen (z.B. Sandwich-Methode).
7. Lenke Aggressionen auf Gesetze, Vereinbarungen oder nicht greifbare Personen um (z.B. beim Erteilen oder Umsetzen eines Hausverbots auf die Hausordnung oder Regelungen des Trägers der Einrichtung verweisen).
8. Es kann sinnvoll sein, eine Gleichrangigkeit mit dem/der AggressorIn herzustellen, indem man eine konfliktreiche Situation als gemeinsames Problem darstellt.
9. Vermeide so gut es geht Machtkämpfe einzugehen.
10. Versuche Gespräche, die zu eskalieren drohen, auf einen Zeitpunkt zu verschieben, an dem du ein (be)schützendes und positives Setting vorfindest (z.B. deine KollegInnen sind anwesend, nicht zwischen Tür und Angel).
11. Bereite dich auf konfliktreiche Situationen gezielt vor und arbeite zurückliegende Konflikte auf, damit es zu keiner Wiederholung kommt.

Zusammenfassend kann festgehalten werden: Wer in Konflikt-, Gefahren- oder Bedrohungssituationen frühzeitig, entschlossen, überlegt, kreativ und paradox handelt, seine Körpersprache gezielt einsetzt, Aufmerksamkeit erregt, andere Personen als HelferInnen gewinnt, nicht davor zurückscheut, sich körperlich zur Wehr zu setzen oder zu flüchten, und sogar auf unterschiedliche Konstellationen vorbereitet ist, hat gute Chancen, dass sie ohne schlimmere Folgen ablaufen.

Glynis Breakwell hat Eskalationen in Kliniken, Schulen und der Sozialarbeit untersucht und darauf aufbauend ein **Modell** entwickelt, das typische Eskalationsphasen beschreibt.

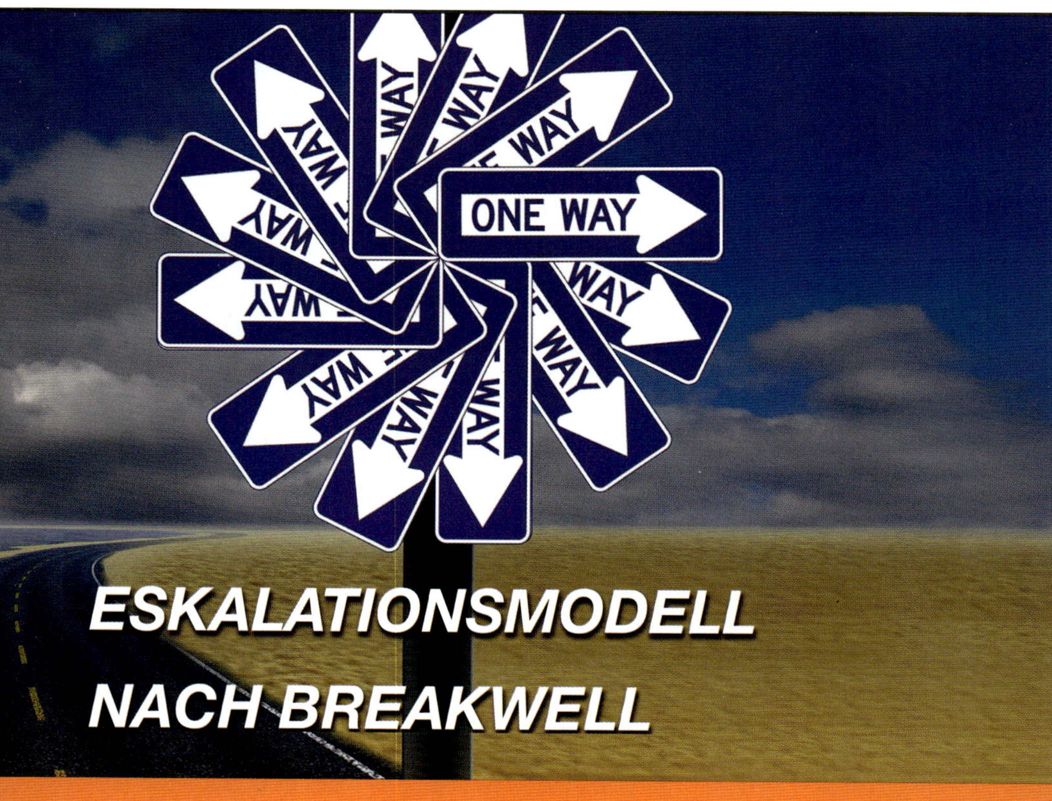

Das Modell von Breakwell ist für die Praxis sehr wertvoll, da sich jeder einzelnen Eskalationsstufe sinnvolles Deeskalationsverhalten zuordnen lässt.

Die Sozialpsychologin Glynis Breakwell hat 1998 Eskalationen in Kliniken, Schulen und der Sozialarbeit wissenschaftlich untersucht und festgestellt, dass die meisten Gewaltausbrüche nach einer bestimmten Reihenfolge ablaufen. Auf ihren Forschungen aufbauend hat sie ein Modell entwickelt, das die typischen Eskalationsphasen beschreibt.

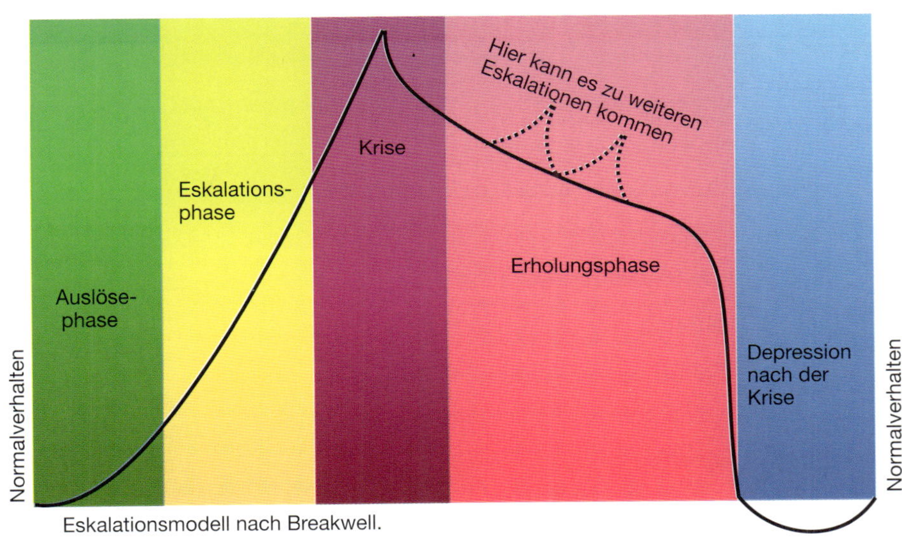

Eskalationsmodell nach Breakwell.

Aus meiner Sicht kann ihr Schema bei Konflikt-, Bedrohungs- und Gefahrensituationen, in denen wir es mit fremden, gerade kennengelernten oder flüchtig bekannten AggressorInnen zu tun haben, gewinnbringend verwendet werden. Ebenfalls kann es bei Auseinandersetzungen innerhalb einer Gruppe, mit der wir arbeiten (z.B. in einem Jugendzentrum), oder auch mit Personen, mit denen uns eine berufliche Beziehung verbindet (z.B. als BetreuerIn in einer Wohngruppe), verwendet werden. Jedoch bei sexuellen Übergriffen außerhalb von Familie oder Partnerschaft ist es meiner Meinung nach wenig bis gar nicht hilfreich.

Da sich den jeweiligen Eskalationsstufen des Modells sinnvolle Verhaltensweisen und Deeskalationsregeln zuordnen lassen, habe ich es zusammen mit dem Modell nach Glasl ganz bewusst am Ende dieses Buches platziert.

Auslösephase

Hier geht es darum, zu erkennen, wie sich die Situation entwickeln wird, Reize zu setzen, die das Erregungsniveau des/der AggressorIn mindern, und keine (weiteren) Reize zuzulassen, die es erhöhen.

1. Auf Frühwarnsignale und die eigene Intuition achten (siehe Kapitel Frühwarnsignale und Intuition).
2. Wird man mit Vorwürfen konfrontiert, kann es hilfreich sein, auch die Schuld für etwas zu übernehmen, was gar nicht passiert ist oder für was man gar nicht verantwortlich ist.
3. Empathische, verständnisvolle, helfende, wertschätzende und lösungsorientierte Haltung (siehe Kapitel kommunikative Deeskalation).
4. Offene Fragen („Was genau ist los?") und Gefühle benennen („Dabei habe ich echt ein ungutes Gefühl.").
5. Erste Ablenkungs-, Täuschungs- und Verzögerungsmanöver (siehe Konflikt- und Deeskalationstypen kreativer Typus und paradoxe Intervention).
6. Auf den Mindestabstand achten.

Eskalationsphase

In dieser Phase ist in erster Linie eine direkte Deeskalation der Situation gefordert.

1. Keine Beleidigungen, Belehrungen, Vorwürfe usw. (siehe Kapitel Ampelmodell von Gewalt und kommunikative Statuswippe).
2. Andere Personen dazuholen/informieren (z.B. KollegInnen, PassantInnen, Polizei usw.).
3. Ablenkungs-, Täuschungs- und Verzögerungsmanöver (siehe Kapitel Konflikt- und Deeskalationstypen kreativer Typus und paradoxe Intervention).
4. Klärungs- und Lösungsversuche, wie z.B. Aufklärung von Missverständnissen, Schlichtungsangebote (siehe Konflikt- und Deeskalationstypen kommunikativer Typus und kommunikative Deeskalation).
5. ZuschauerInnen, die keine helfende Rolle einnehmen, entfernen (siehe

Kapitel Arenaaffekt und Zivilcourage).
6. Gegebenenfalls Flucht vorbereiten.

Krise

Hier steht die Eigen- bzw. Fremdsicherung im Zentrum.
1. Einsatz von Stimme (Schreien) und Selbstverteidigungstechniken.
2. Falls möglich, die KontrahentInnen trennen.
3. Notrufe, Nofallsignale, Alarme und andere Hilfs- und Lärmquellen nutzen.
4. Falls das noch nicht passiert ist: Andere Personen (KollegInnen, PassantInnen, Sicherheitspersonal usw.) informieren.
5. Flucht bzw. andere Personen zur Flucht motivieren.

Erholungsphase

Hier ist zu beachten, dass es jederzeit zu einer weiteren Eskalation kommen kann.
1. Versorgung der/des Opfer/s.
2. Sind TäterIn und Opfer am gleichen Ort, sollten beide von einander getrennt werden.
3. Andere Personen über den Vorfall informieren bzw. dazuholen, falls das noch nicht geschehen ist.
4. Keine Aufarbeitung des Vorfalls, da der/die AggressorIn noch eine erhöhte Impulsivität aufweist.

Depression nach der Krise

In dieser Phase, die gerade bei Übergriffen im beruflichen Kontext relevant ist (z.B. in einer Schulklasse oder einer Wohngruppe), gilt es mit Gefühlen wie Schuld, Trauer und Scham und mit Vorwürfen, Rechtfertigungen und Verleugnung umzugehen.
1. Maßnahmen, die die Beziehungsstrukturen stabilisieren, um Beziehungsabbrüchen vorzubeugen (z.B. Verständnis, körperliche Nähe).
2. Informationen zur Verfügung stellen und Gesprächs- und Hilfsangebote

machen (evtl. auch durch Dritte wie z.B. BeratungslehrerInnen, PsychologInnen, NotfallseelsorgerInnen usw.).

Erst wenn sich die Personen komplett stabilisiert haben und ein sog. Normalverhalten zu sehen ist, kann der Vorfall auf- und nachbearbeitet werden, damit es zu keiner Wiederholung kommt (siehe Kapitel Vorfelddeeskalation).

1. Aufarbeitung des Konflikts, ohne dabei jemanden zu stigmatisieren (z.B. durch Mediation).
2. Nachbesprechung im Team und er- bzw. überarbeiten eines Notfallplans.
3. Initiierung von Lernprozessen, wie z.B. Antigewaltworkshops für Schulklassen, Fortbildung für MitarbeiterInnen usw.

Das **Konfliktmodell von Glasl** hat im Gegensatz zum Modell nach Breakwell neun identifizierbare Stufen.

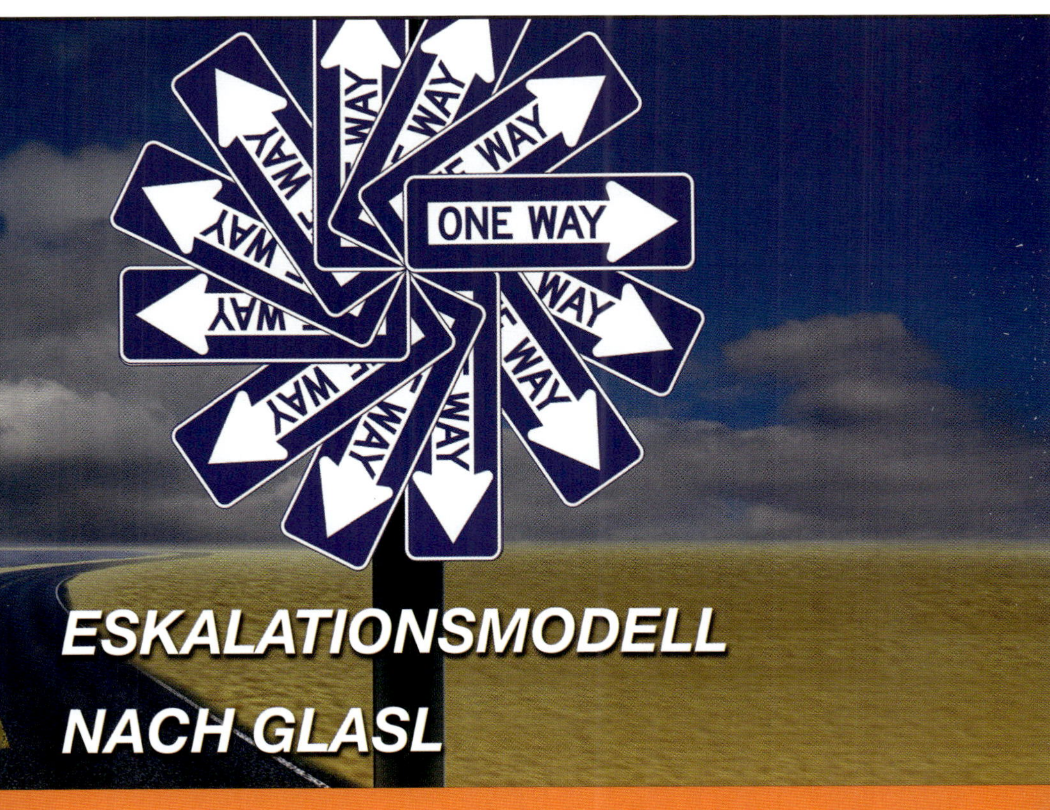

Mit dem Phasenmodell der Eskalation legte Friedrich Glasl im Jahr 1980 ein Modell vor, um Konflikte und Eskalationen zu analysieren.

Das wohl bekannteste Modell, wenn es um Gewalt geht, stammt von Friedrich Glasl. Ähnlich wie bei Breakwell versucht sein Modell den Verlauf von Konflikten bzw. Eskalationen zu beschreiben. Es hat insgesamt neun Phasen und ist in drei Hauptphasen mit jeweils drei Abstufungen unterteilt.

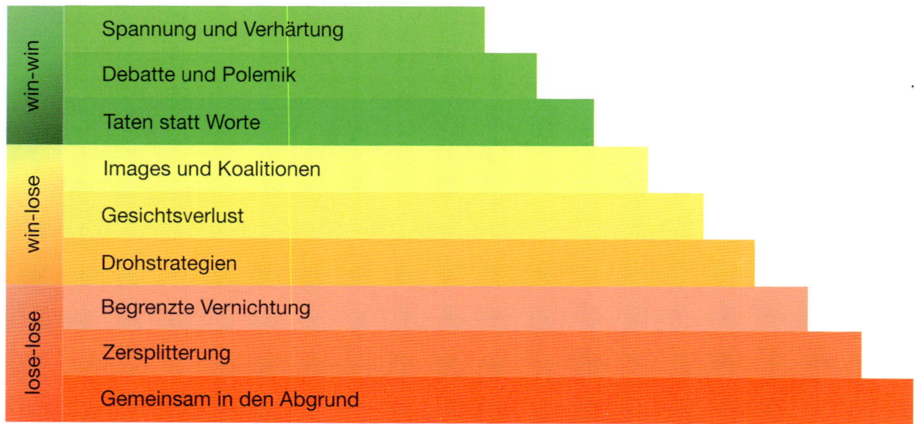

Eskalationsmodell nach Glasl.

Es liefert auf den ersten Blick keine konkreten Verhaltenstipps für eine Deeskalation von Konflikt- und Gefahrensituationen. Es gibt uns aber die Möglichkeit zu überlegen, auf welcher Stufe eines Konflikts prinzipiell ein Eingriff (noch) möglich ist und wie hoch die Erfolgsaussichten sind, dass sich die Situation dann (noch) entschärfen lässt.

Schauen wir uns dazu folgendes Beispiel an:

Stufe 1: Spannung und Verhärtung

Anton und Bert gehen mit Freunden auf ein Volksfest und da keine anderen Plätze mehr frei sind, setzen sie sich gemeinsam an einen Tisch. Da Anton Fan des FC Bayern München ist und heute ein wichtiges Bundesligaspiel ansteht, trägt er einen Bayernschal um den Hals. Bert ist Anhänger von Borussia Dortmund und hat ein Dortmund-Tattoo am Handgelenk. Als sich nach wenigen Minuten zufällig beide Blicke kreuzen, fällt ihnen sofort auf, dass sie Fans „gegnerischer“ Mannschaften sind. Ab diesem Moment ist ihre Stimmung getrübt, da sie nicht gerne mit einer Person eines anderen Fanlagers am selben Tisch sitzen möchten. Deshalb werfen sie sich mehrfach böse Blicke zu.

Stufe 2: Debatte und Polemik

Inzwischen gibt es schon kleinere Diskussionen zwischen den beiden Männern, warum der eine Verein „besser“ als der andere ist, und es werden auch Witze über den jeweils anderen Verein gemacht. Auch wird darüber gesprochen, dass es besser wäre, wenn sich einer der Männer einen anderen Tisch suchen würde.

Stufe 3: Taten statt Worte

Da sich keiner der beiden Männer dazu bereit erklärt, den Platz zu wechseln, steht Anton auf und stellt Berts Maßkrug auf einen anderen Tisch. Da Bert es aber nicht einsieht zu gehen, holt er sein Getränk wieder an den Tisch zurück. Das wiederholt sich mehrfach.

Stufe 4: Images und Koalitionen

Die beiden Männer reden verächtlich über den anderen. Die jeweiligen Freunde beteiligen sich an den „Lästereien“ und so entstehen zwei „Lager“.

Stufe 5: Gesichtsverlust

Mittlerweile wird nicht nur gegen die Fanzugehörigkeit geschimpft, sondern es fallen auch Beleidigung über das Aussehen oder die sexuelle Orientierung.

Stufe 6: Drohgebärden

Anton und Bert drohen an, falls der jeweils andere nicht bald den Platz verlässt, dass etwas passieren wird.

Stufe 7: Begrenzte Vernichtung

Anton schmeißt Berts Getränk um. Bert revanchiert sich, in dem er auch Antons Glas umkippt.

Stufe 8: Zersplitterung

Anton und Bert wenden sich nun an die Freunde des jeweils anderen und versuchen sie auf ihre Seite zu bekommen, oder sie versuchen sie zumindest zum Gehen zu überreden.

Stufe 9: Gemeinsam in den Abgrund

Anton und Bert fangen an sich zu schlagen.

Es ist gut zu erkennen, dass es nach der dritten Phase wenig wahrscheinlich ist, dass beide Männer ohne Gesichtsverlust aus der Situation herauskommen. Deshalb endet nach Glasl hier auch die sog. „win-win“-Phase. Bis zur sechsten Phase ist es zumindest noch möglich, dass sich zumindest eine Person als Gewinner fühlen darf. Ab der siebten Phase scheint eine Deeskalation ohne Einwirkung von Außen aber aussichtslos.
Dass sich die Chancen, je länger ein Konflikt andauert, zusehends verringern, sollte uns aber spätestens nach dem Lesen dieses Buches nicht mehr wirklich verwundern, denn eins scheint klar zu sein: Je früher wir uns um eine Deeskalation bemühen, umso besser steht es um deren Chancen.

Ich muss zugeben, dass ich beim Verfassen dieses Beispiels viel Fantasie gebraucht habe, denn im Gegensatz zum Modell von Breakwell lassen sich bei vielen mir bekannten Konflikt- und Gefahrensituationen die einzelnen Stufen des Modells nicht oder nur sehr schwer herausarbeiten. Ich denke sogar, dass es gerade für Konflikt- und Gefahrensituationen, in denen wir es mit fremden, bekannten oder gerade kennengelernten AggressorInnen zu tun haben, weitestgehend ungeeignet ist. Die Stärken des Modells liegen ganz klar in der Beschreibung von Konflikten zwischen zwei Parteien, die in einer Beziehung zueinander stehen, wie z.B. bei BesucherInnen eines Jugendzentrums, BewohnerInnen einer Wohngruppe oder zwei LebenspartnerInnen (wie z.B. in Danny DeVitos „Der Rosenkieg“ verfilmt). In diesem Kontext lassen sich daraus auch Konfliktlösungen und Deeskalationsmöglichkeiten ableiten. Z.B. kann von der ersten bis zur vierten Phase eine Moderation und von der vierten bis zur siebten Phase eine Mediation durch externe Personen wie BezugsbetreuerInnen, BeratungslehrerInnen, StreitschlichterInnen, MediatorInnen, PaartherapeutInnen, EheberaterInnen usw. helfen. Ab der siebten Phase kann nur noch ein externer Machteingriff, wie z.B. eine Trennung der KontrahentInnen oder eine Sanktionierung des Verhaltens, eine weitere Eskalation verhindern.

SELBSTTESTFRAGEN

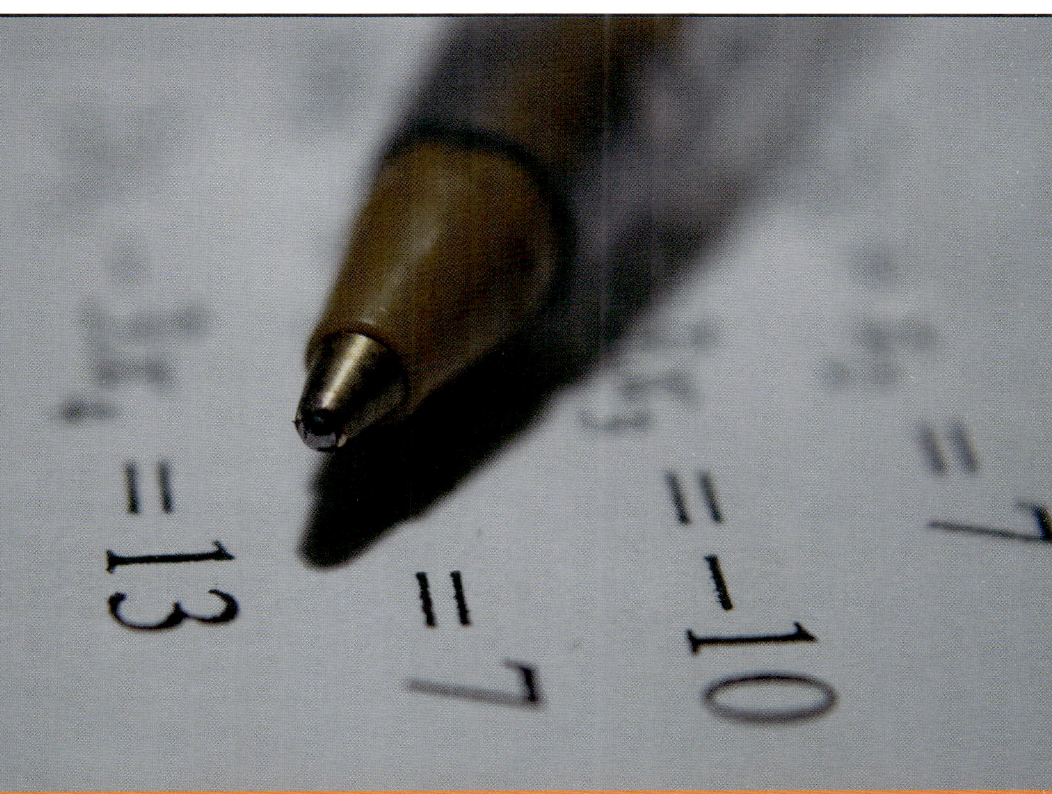

Diese Fragen sollen dir dabei helfen, die Inhalte dieses Buches weiter zu verinnerlichen und dich und dein (bisheriges) Konfliktverhalten zu (über-)prüfen.

1. Notiere (im grauen Feld) deine Achillesferse. Falls dir, deiner Familie und deinen FreundInnen dazu nichts einfallen sollte, lies ein Buch über die Gewaltfreie Kommunikation nach Marshall B. Rosenberg.

2. Stelle dich vor einen Spiegel und positioniere Kopf, Rücken, Arme und Beine so, dass du selbstbewusst wirkst. Bist du dir dabei nicht sicher, lass dir von FreundInnen oder Familie helfen.
3. Schreie jetzt (ja jetzt) so laut du kannst ein Wort deiner Wahl und überlege dir, ob du in einer Gefahren- oder Notsituation dazu in der Lage bist, lauthals zu schreien. Falls dir das schwer fällt, wiederhole das einmal pro Monat.
4. Erinnere dich, ob du bei der letzten Unterhaltung mit einer fremden Person deine persönliche Zone gewahrt hast. Falls nicht, hinterfrage die Gründe dafür.
5. Formuliere einen Satz, der in unterschiedlichen Situationen deeskalierend wirken kann.

6. Erinnere dich an die letzte Situation, in der du ein ungutes Bauchgefühl hattest, und überlege, ob du deiner Intuition gefolgt bist.
7. Stelle dich vor einen Spiegel und mache abwechselnd ein freundliches, wütendes und ängstliches Gesicht.
8. Erinnere dich an deine letzte Konflikt-, Bedrohungs- oder Gefahrensituation und notiere die Deeskalationsmethode(n), die du probiert hast.

9. Erinnere dich, welchen kommunikativen Status du in deinem letzten Streitgespräch eingenommen hast, und zu was er geführt hat.
10. Notiere drei Möglichkeiten, wie du dein persönliches Stresslevel kontrollieren kannst.

11. Beobachte einen harmlosen Streit zwischen anderen Personen und versuche anhand Körpersprache, Mimik und Gestik den weiteren Verlauf vorauszuahnen.
12. Welche Vorbereitungsmaßnahmen könntest du für dein privates und berufliches Leben treffen, damit du zukünftige Konflikt- und Notsituationen besser bewältigen kannst?
13. Überlege dir Situationen, die dich überfordern/ängstigen/provozieren könnten, und notiere anhand der unterschiedlichen Konflikt- und Deeskalationstypen Handlungsansätze, die zu dir passen.

14. Du wirst von einer Person, bei der du ein komisches Gefühl hast, in ein Gespräch verwickelt. Schreibe drei Möglichkeiten auf, wie du es beenden kannst.

15. Erinnere dich an eine Situation, in der dich deine Wahrnehmung „betrogen“ hat.
16. Notiere drei Möglichkeiten, wie du in Not-, Bedrohungs-, oder Gefahrensituationen auf dich aufmerksam machen kannst.

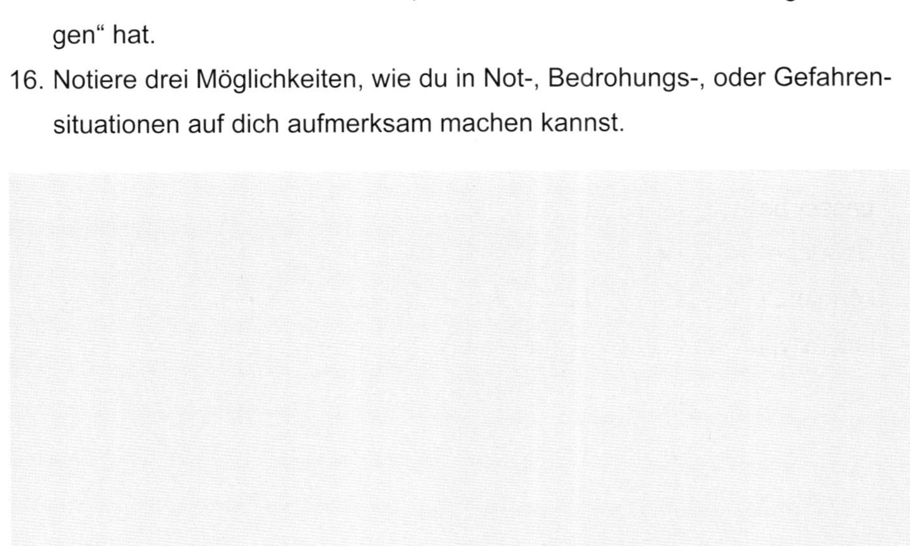

17. Versuche folgende Situation so umzudeuten (Reframing), damit sie weniger bedrohlich auf dich wirkt: Jemand stellt sich im Supermarkt neben dich hin und sagt: „Ich bin so wütend, jetzt knallt es gleich!“
18. Du wirst von einer Person bedroht. Notiere drei paradoxe Interventionsmöglichkeiten.

19. Spricht den Satz "Ich will das nicht" abwechselnd in einem ängstlichen/beschwichtigenden, freundlichen, bestimmenden, aggressiven/wütenden und hysterischen Ton aus.
20. Beschreibe (beobachte) das Bild, aber interpretiere es <u>nicht</u>. Welche drei der sieben Aussagen treffen zu?

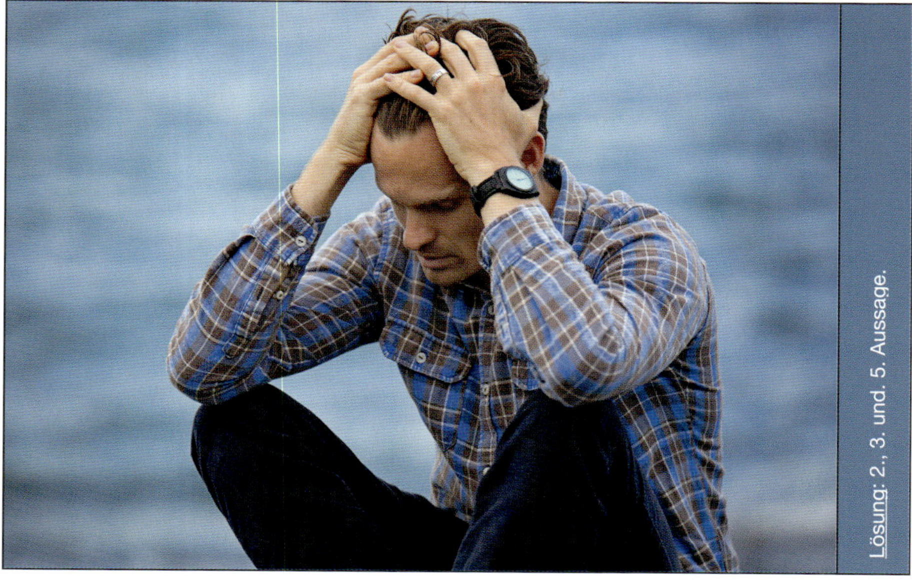

❍ (1) traurig ❍ (2) Hände über dem Kopf ❍ (3) sitzen ❍ (4) deprimiert
❍ (5) Ellbogen auf Knie abgestützt ❍ (6) nachdenklich ❍ (7) müde

Ansprechpartner bei Gewalt (bundesweit)

Polizei

Du oder andere Personen sind in Gefahr? Wähle den Polizei-Notruf 110 oder wende dich an eine Polizei-Dienststelle vor Ort.

Weißer Ring e.V.

Hilft Opfern von Kriminalität und Gewalt über das Opfer-Telefon 116 006, die Onlineberatung www.weisser-ring.de oder persönlich vor Ort.

Hilfetelefon "Gewalt gegen Frauen"

Ist ein Beratungsangebot für Frauen, die Gewalt erlebt haben oder noch erleben. Unter der Nummer 08000 116 016 und via Online-Beratung www.hilfetelefon.de unterstützt es Betroffene aller Nationalitäten, mit und ohne Behinderung, 365 Tage im Jahr, rund um die Uhr. Auch Angehörige, Freundinnen und Freunde sowie Fachkräfte werden anonym und kostenfrei beraten.

Telefonseelsorge

Ist eine vorwiegend ehrenamtlich betriebene Hilfseinrichtung zur telefonischen Beratung von Menschen mit Sorgen, Nöten und Krisen. Sie dient als Krisendienst und ist rund um die Uhr telefonisch erreichbar: 0800 1110111, 0800 1110222 und 116 123 per Mail und Chat auf www.online.telefonseelsorge.de.

Big Hotline

Sie unterstützt alle Frauen und deren Kinder, die in ihrer Beziehung Gewalt erleben, nach Trennung immer noch von ihrem Ex-Partner bedroht und belästigt werden oder Übergriffen ausgesetzt sind. Sie ist täglich von 8:00 bis 23:00 Uhr erreichbar, auch an Wochenenden und Feiertagen: Tel.: 030 611 03 00 und online unter beratung@big-hotline.de.

Hilfetelefon sexueller Missbrauch

Ist eine kostenfreie und anonyme Anlaufstelle für Betroffene von sexueller Gewalt, für Angehörige, Personen aus dem sozialen Umfeld von Kindern und für Fachkräfte: Tel. 0800 22 55 530 und www.hilfetelefon-missbrauch.de.

Frauenhäuser

Sind rund um die Uhr erreichbare Einrichtungen, in denen gewaltbetroffene Frauen (mit ihren Kindern) unterkommen können, um Schutz und Beratung zu erhalten. Unter www.frauenhauskoordinierung.de findest du ein Frauenhaus in deiner Nähe.

Nummer gegen Kummer

Hilft Kindern, Jugendlichen und Eltern anonym und kostenlos bei allen Fragen, Sorgen und Problemen. Kinder- und Jugendtelefon: 116 111, Elterntelefon: 0800 111 0 550.

bke-Jugendberatung

In Foren, Gruppen- oder Einzelchats oder per Mail können Jugendliche andere Jugendliche oder erfahrene BeraterInnen finden, mit denen sie sich austauschen können.

Täterhotline euline

Hilft Menschen, die keine Gewalt mehr anwenden wollen: Tel. 01805 439 258 und kontakt@euline.eu. Speziell für Männer gibt es das Männertelefon: 01804 623 623.

Das Heimwegtelefon

Ist ein Service, bei dem du nachts anrufen kannst, wenn du dich auf dem Heimweg unwohl fühlst. Du wirst dann von einem/einer Ehrenamtlichen am Telefon bis nach Hause begleitet. Tel.: 030 120 74 182, Sonntag bis Donnerstag: 20:00 bis 00:00 Uhr, Freitag & Samstag 20:00 bis 03:00 Uhr.

Kommentiertes Literaturverzeichnis und Quellenangaben

Aggression, Gewalt und Gewaltprävention im Allgemeinen

Bach G. R./Goldberg H. (2018): Keine Angst vor Aggression - Die Kunst der Selbstbehauptung, FISCHER, Frankfurt am Main.

Bierhoff H./Wagner U. (1998): Aggression und Gewalt - Phänomene, Ursachen und Interventionen, Kohlhammer, Stuttgart, Berlin und Köln.

Equit C./Groenemeyer A./Schmidt H. (2016): Situationen der Gewalt, Beltz Juventa, Weinheim und Basel.

Fröhlich-Gildhoff K. (2006): Gewalt begegnen - Konzepte und Projekte zur Prävention und Intervention, Kohlhammer, Stuttgart.

Gugel G. (2006): Gewalt und Gewaltprävention - Grundfragen, Grundlagen, Ansätze und Handlungsfelder von Gewaltprävention und ihre Bedeutung für Entwicklungszusammenarbeit, Institut für Friedenspädagogik e.V., Tübingen.

Heinemann E. (1996): Aggression - Verstehen und bewältigen, Springer, Berlin und Heidelberg.

Heitmyer W./Schröttle M. (2006): Gewalt - Beschreibung - Analyse - Prävention, Bundeszentrale für politische Bildung, Deutschland.

Straßmaier S./Werbik H. (2018): Aggression und Gewalt -Theorien, Analysen und Befunde, De Gryter, Berlin und Boston.

Wahl K. (2013): Aggression und Gewalt - Ein biologischer, psychologischer und sozialwissenschaftlicher Überblick, Spektrum Akademischer Verlag, Heidelberg.

Bauchgefühl und Intuition

De Becker G. (2017): Vertraue deiner Angst - Wie unsere Intuition uns vor Gewalt schützt, mvg Verlag, München.

Gefahren/Risiken eines Lebens, Risikoeinschätzung und Entscheidungsfindung

Balthasar C./Wiese T. (2014): Warum Kugelschreiber tödlicher sind als Blitze Verblüffende Statistiken über die Gefahren und Risiken unseres Lebens. Riva, München.

Heilmann K. (2010): Das Risikobarometer: Wie gefährlich ist unser Leben wirklich?, Heyne, München.

Kahneman D. (2016): Schnelles Denken, langsames Denken, Penguin, München.

Klein S. (2015): Alles Zufall: Die Kraft, die unser Leben bestimmt, Fischer, Frankfurt am Main.

Wentura D./Frings C. (2013): Kognitive Psychologie, Springer, Wiesbaden.

Gewalt und Deeskalation in Jugendhilfe, Jugendarbeit und Schule

Dutschmann A. (2003): Verhaltenssteuerung bei aggressiven Kindern und Jugendlichen - Der Umgang mit gezielten - instrumentellen - Aggressionen, dgvt-Verlag, Tübingen.

Dutschmann A. (2003): Aggressionen und Konflikte unter emotionaler Erregung - Deeskalation und Problemlösung, dgvt-Verlag, Tübingen.

Dutschmann A. (2003): Aggressivität und Gewalt bei Kindern und Jugendlichen - Steuerung fremdgefährdenden Verhaltens.

Kuhlmann A. (2007): Faustrecht - Gewalt von Jugendlichen in Schule und Freizeit, PapyRossa, Köln.

Schwabe M. (2014): Eskalation und De-Eskalation in Einrichtungen der Jugendhilfe Konstruktiver Umgang mit Aggression und Gewalt in Arbeitsfeldern der Jugendhilfe, IGfH-Eigenverlag, Frankfurt.

Unterkofler U. (2014): Gewalt als Risiko in der offenen Jugendarbeit - Eine professionstheoretische Analyse, Budrich UniPress & Opladen, Berlin und Toronto.

Gewaltprävention, Konfliktlösung und Mediation in Jugendhilfe, Jugendarbeit und Schule

Bärsch T. (2015): Erlebnisorientierte Gewaltprävention - Trainerhandbuch mit über 150 Übungen und Ideen aus der Erlebnispädagogik für Anti-Gewalt-, Coolness-, Zivilcourage- und Deeskalationstrainings, Books on Demand, Norderstedt.

Benner T. (2016): Cool bleiben statt zuschlagen! - Bausteine zur Gewaltprävention, Persen, Hamburg.

Blum H./ Beck D. (2016): No Blame Approach - Mobbing: Hinschauen, Handeln, fairaend, Köln.

Blum E./Blum H.-J. (2015): Konflikte im Klassenzimmer deeskalieren und konstruktiv bearbeiten - Hilfreiche Strategien, wirksame Methoden, Verlag an der Ruhr, Deutschland.

Dutschmann A. (2005): Das Konflikttrainingsbuch für Eltern und Pädagogen Lösungsstrategien, Tipps und Tricks, Borgmann Media, Dortmund.

Faller K./Kerntke W./Wackermann M. (2009): Konflikte selber lösen - Trainingshandbuch für Mediation und Konfliktmanagement in Schule und Jugendarbeit, Verlag an der Ruhr, Deutschland.

Gugel G. (2010): Handbuch Gewaltprävention II - Für die Sekundärstufen und die Arbeit mit Jugendlichen - Grundlagen - Lernfelder - Handlungsmöglichkeiten, Institut für Friedenspädagogik, Tübingen.

Herrmann P. (2018): Konflikte bewältigen, Blockaden überwinden - Systemische Lösungen für die Schule, Beltz, Weinheim & Basel.

Kilb R./Weidner J./Gall R. (2013): Konfrontative Pädagogik in der Schule - Anti-Aggressivitäts- und Coolnesstraining, Beltz, Weinheim & München.

Kindler W. (2009): Schnelles Eingreifen bei Mobbing - Strategien für die Praxis, Verlag an der Ruhr, Mühlheim an der Ruhr.

Morath R./Rau S./Rau T./Reck W. (2004): Schlag*los* Schlag*fertig* - Der Gewalt entgegentreten - 1. Blieb Cool, 2. Anti-Aggressivitäts-Training, Trainings für gewalttätige und aggressive Kinder und Jugendliche.

Portmann R. (2009): Spiele zum Umgang mit Aggressionen, Don Bosco Medien GmbH, München.

Rhode R./Meis M. S. (2006): Wenn Nervensägen uns an unseren Nerven sägen - So lösen Sie Konflikte mit Kindern und Jugendlichen sicher und selbstbewusst, Kösel, München.

Schaffner H, (2007): Null Bock auf Streit - 45 aktive Spiele zur gegenseitigen Wertschätzung, Books on Demand, Norderstedt.

Schaffrin I./Wolters D. (1993): Auf den Spuren starker Mädchen - Cartoons für Mädchen - diesseits von Gut und Böse, Volksblatt-Verlag, Köln.

Schröder A./Rademacher H./Merkle A. (2011): Handbuch Konflikt- und Gewaltpädagogik - Verfahren für Schule und Jugendhilfe, Wochenschau Verlag, Schwalbach.

Schubarth W. (2019): Gewalt und Mobbing an Schulen - Möglichkeiten der Prävention und Intervention, Kohlhammer, Stuttgart.

Thünemann K./Ratz K. (2010): Methodenhandbuch zum Antigewalttraining, win2win gGmbH, Oldenburg.

Weidner J./Kilb R./Kreft D. (2009): Gewalt im Griff1: Neue Formen des Anti-Aggressivitäts-Trainings, Juventa, Weinheim & München.

Gewaltfreie Kommunikation

Rosenberg M. B. (2016): Gewaltfreie Kommunikation - Eine Sprache des Lebens, Junfermann, Paderborn.

Körpersprache

Blume J. (2014): Mit dem ersten Eindruck begeistern. Wie wir andere in 5 Minuten für uns gewinnen - Entspannt und authentisch in Beruf und Privatleben, Humboldt, Hannover.

Matschnig M. (2015): Körpersprache verstehen - In 30 Minuten wissen Sie mehr, Gabal, Offenbach.

Moloch S. (2001): Alles über Körpersprache - Sich selbst und andere besser verstehen, Mosaik, München.

Mühlisch S. (2010): Fragen der Körpersprache - Antworten zur non-verbalen Kommunikation, Junfermann Verlag, Paderborn.

Kriminologie und Viktimologie

Kunz K. L./Singelnstein T. (2016): Kriminologie, Haupt Verlag utb., Bern.

Sautner L. (2014): Viktimologie - Die Lehre von Verbrechensopfern, Verlag Österreich, Wien.

Schwind H.-D. (2016): Kriminologie und Kriminalpolitik - Eine praxisorientierte Einführung mit Beispielen, Kriminalistik Verlag, Heidelberg.

Selbstverteidigung

Korn M. (2006): Selbstverteidigung für Kinder und Jugendliche, Pietsch, Stuttgart.

Müller J. (2008): Selbstverteidigung und Selbstbehauptung für Frauen und Mädchen - Im Falle eines Falles ist richtig kämpfen alles, Books on Demand, Norderstedt.

Sexuelle Gewalt und Selbstbehauptung von Frauen

Biedermann J. (2014): Die Klassifizierung von Sexualstraftätern anhand ihres Tatverhaltens im Kontext der Rückfallprognose und Prävention, Verlag für Polizeiwissenschaften, Frankfurt.

Biedermann J. (2014): Tatmuster bei Sexualstraftätern im Kontext der Prävention und Rückfallprognose: Das Ganze ist mehr als die Summe seiner Teile, Beitrag für den Deutschen Studienpreis (beruhend auf Dissertation aus dem Jahr 2013), Körber-Stiftung, Hamburg.

Dern H. (2011): Profile sexueller Gewalttäter - Theoretische Grundlagen und praktische Anwendung der Operativen Fallanalyse, Boorberg, Stuttgart.

Graff S. (2004): Mit mir nicht! - Selbstverteidigung und Selbstbehauptung im Alltag, Orlanda, Berlin.

Krahe B./Scheinberger-Owig R. (2002): Sexuelle Aggression, Hogrefe, Göttingen.

Krefft S. (2000): Verpiss dich! - Selbstschutz und Selbstverteidigung für Mädchen und junge Frauen, Kösel, Kempten.

Lichthardt C. (1997): Laut(er)starke Mädchen - Selbstverteidigung und Selbstbehauptung an Schulen, UNRAST-Verlag, Münster.

Reichardt B. (2018): Warum sich Missbrauchs-Opfer oft nicht wehren, Fachartikel, www.butenunbinnen.de, 14.03.2018.

Retkowski A./Treibel A./Tuider E. (2018): Handbuch - Sexualisierte Gewalt und pädagogische Kontexte, Beltz Juventa, Weinheim.

Wagner M. (2014): Mut tut gut! - Mädchen wehren sich! - Ein Ratgeber für Mädchen zur Selbstbehauptung und Selbstverteidigung, Verlagshaus Monsenstein und Vannerdat, Münster.

Wortberg C. (1997): Bye, bye Barbie - Körpersprache und Körperbild in der Gewaltpräventionsarbeit, Unrast, Münster.

Wortberg C. (2001): Tips und Tricks zur Selbstbehauptung von Mädchen für Mädchen, UNRAST-Verlag, Münster.

Umgang mit Wut, Ärger und Aggressionen

Auch-Schwelk A. (2019): Wut und Ärger - Gut umgehen mit starken Gefühlen, Haufe, Freiburg.

Caruso M. (2020): Workbook zur Wutbewältigung für Männer - Kontrollieren Sie Ihren Zorn und beherrschen Sie Ihre Emotionen, Eigenverlag, Schorndorf.

Guldenschuh-Fessler B., Fessler R. (2020): Ärger und Wut - Wie Sie diese Gefühle in den Griff bekommen, Verlag Mensch, Bregenz (Österreich).

Summhammer E. (2019): Komm doch mal runter - Vom souveränen Umgang mit Ärger, Wut und Aggressionen, Goldegg, Berlin.

Verhalten und Deeskalation in Gefahrensituationen

Albrecht M./ Rudolph F. (2014): Gewalt - Selbstschutz gegen Schläger, Palisander, Chemnitz.

Bärsch T. (2010): Verhindern Sie Gewalt - Über 100 Anregungen zur Deeskalation, Books on Demand, Norderstedt.

Bärsch T. (2014): Sei kein Opfer und kein Täter - Das Praxishandbuch zu den Themen Kommunikative Deeskalation, Gewaltprävention und Zivilcourage, Books on Demand, Norderstedt.

Bärsch T. (2013): Schlag doch zu, Hurensohn - Praxisratgeber und Arbeitsbuch für junge Menschen zu den Themen Deeskalation, Zivilcourage, Gewaltprävention und Körperverletzung, Books on Demand, Norderstedt.

Bärsch T./Rohde M. (2017): Kommunikative Deeskalation - Praxisleitfaden zum Umgang mit aggressiven Personen im privaten und beruflichen Bereich, Books on Demand, Norderstedt.

Bärsch T./Rohde M. (2017): Deeskalation in der Pflege, Books on Demand, Norderstedt.

Bongartz R. (2013): Nutze deine Angst - Wie wir in Gewaltsituationen richtig reagieren, S. Fisher Verlag, Frankfurt.

Breakwell, G. (1998): Aggression bewältigen - Umgang mit Gewalttätigkeit in Klinik, Schule und Sozialarbeit, Verlag Hans Huber, Bern.

Budde C.: Sicher Handeln in gewaltbereiten Situationen, Seminarmaterial Institut für konfrontative Handlungskompetenz, keine Jahresangabe.

Deliomini K. (2017): Die Kunst der Deeskalation - Das 125-Tage-Selbstcoaching, Books on Demand, Norderstedt.

Delimoni K. (2021): Alle Menschen f*icken Kopf - Wie du Konflikte, Krisen, Notlagen bewältigen und die Kunst der Deeskalation meisterst in 124 Lektionen, Books on Demand, Norderstedt.

Füllgrabe U. (2019): Psychologie der Eigensicherung - Überleben ist kein Zufall, Boorberg, Stuttgart.

Gall R.: Coolness Training, Kommunikative Statusspiel auf der Wippe, Fachartikel, http://www.coolness-training.de/fachartikel/kommunikative-statusspiele-auf-der-wippe/.

Habitz A. (2019): Gewalt im Rettungsdienst - Eigensicherung, Deeskalation, Selbstverteidigung, Springer, Berlin.

Heimann R./ Fritzsche J. (2021): Gewalt- und Krisenprävention in Beruf und Alltag - Ursachen und Lösungen für Gewalt und Krisen, Springer, Wiesbaden.

Hoffmann J./Wondrak I. (2009): Umgang mit Gewalttätern - Kommunikation und Gefährderansprache, Verlag für Polizeiwissenschaft, Frankfurt.

Hücker F. (2017): Rhetorische Deeskalation - Deeskalatives Einsatzmanagement - Stress und Konfliktmanagement im Polizeieinsatz, Boorberg, Stuttgart.

Hündgen I. (2019): Deeskalation. Methoden und Anwendung, Projektarbeit, GRIN Verlag, Norderstedt.

Koch R.: Antigewalttraining S.O.G. Stark ohne Gewalt - Präventive Antigewaltarbeit an Schulen, Bildungsvereinigung Arbeit und Leben Niedersachsen, Braunschweig, keine Jahresangabe.

Korn J./Mücke T. (2011): Gewalt im Griff 2: Deeskalations- und Mediationstraining, Juventa, Weinheim und München.

Kron M./Besold A./Huber M. (2009): Schütz dich vor Gewalt - Das offizielle Begleitbuch zur Aktion „Nicht mit mir!“, Pietsch, Stuttgart.

Lück O. (2010): Kein Angst! - Über die alltägliche Gewalt und wie man richtig reagiert, Droemer, München.

Meltzer S. (2019): Ratgeber Gefahrenabwehr - So schützen Sie sich vor Kriminalität, Ehren Verlag, Deutschland.

Müssener D. (2021): Vom Jui-Jitsi zur effektiven Deeskalation, Books on Demand, Norderstedt.

Nau J./Walter G./Oud N. (2019): Aggressionen, Gewalt und Aggressionsmanagement - Lehr- und Praxishandbuch zur Gewaltprävention für Pflege-, Gesundheits- und Sozialberufe, Hogrefe, Bern.

Pressel H. (2020): Umgang mit Gewalt am Arbeitsplatz - Prävention - Deeskalation - Nachsorge, Haufe Group, Freiburg.

Prochaska, Heidi (2020): Sicherheit und Deeskalation - Was das Leben besser macht, Atlatus Verlag, Stuttgart.

Rösch S./Linsenmayr R. (2017): Vom Umgang mit schwierigen und gewaltbereiten Klienten - Strategien für mehr Sicherheit und Souveränität, BALANCE buch + medien verlag, Köln.

Ruge M. (2010): Das Ruge-Prinzip - Signale der Gewalt erkennen, Konflikte meistern, vgs, Köln.

Schirmer U. u. a. (2012): Prävention von Aggression und Gewalt in der Pflege - Grundlagen und Praxis des Aggressionsmanagements für Psychiatrie und Gerontopsychiatrie, schlütersche, Hannover.

Steil M. (2015): Gib der Gewalt keine Chance! - So schützen Sie ihre Kameraden und sich selbst am Einsatzort, ecomed SICHERHEIT, Landsberg am Lech.

Stolberg N. (2015): Selbstverteidigung beginnt im Kopf, Kampfpsychologie - Prävention - Deeskalation, Books on Demand, Norderstedt.

Verbeek R. (2015): Aggressionen und das Deeskalieren bis in Grenzbereiche Selbstbewusstsein - Selbstwirksamkeit - Grenzen im Umgang mit Aggressionsdynamik, Eigenverlag, Gloggnitz.

Zivilcourage

Alle K./Mayerl J. (2010): Der Bystander-Effekt in alltäglichen Hilfesituationen: Ein nicht-reaktives Feldexperiment, Schriftenreihe des Institutes für Sozialwissenschaften der Universität Stuttgart, No. 1/2010.

Coachingzentrum Olten GmbH: Was bedeutet Zuschauereffekt?, Olten (Schweiz), www.coachingzentrum.ch.

Fischer J.: Gaffst Du noch oder hilfst Du schon? - Der Einfluss von situativen und personalen Faktoren auf Zivilcourage und Hilfeverhalten, Fachartikel, Universität Regensburg, keine Jahresangabe.

Jonas K./Boss M./Brandstätter V. (2007): Zivilcourage trainieren! - Theorie und Praxis, Hogfrefe, Göttingen.

Jonas K./Stroebe W./Hewstone M.(2014): Sozialpsychologie, Springer-Verlag, Berlin & Heidelberg.

Löffler C./Wagner B. (2011): Zivilcourage Keine Frage! - Wie Sie in Notsituationen helfen, Mosaik, München.

Lünse D./Nöllenburg K./Kowalczyk J./ Wanke F. (2011): Zivilcourage können alle! - Ein Trainingshandbuch für Schule und Jugendarbeit, Verlag an der Ruhr, Mühlheim an der Ruhr.

Meyer G./Dovermann U./Frech S./Gugel G. (2004): Zivilcourage lernen - Analyse Modelle Arbeitshilfen, Institut für Friedenspädagogik Tübingen e. V., Tübingen.

Schleich M. (2011): Zivilcourage und Polizei - Eine vergleichende Studie an angehenden Polizisten, Verlag für Polizeiwissenschaften, Frankfurt.

Weth L./ Mayer J. (2008), Sozialpsychologie, Springer-Verlag, Berlin & Heidelberg.

Photos/Grafiken (falls nicht extra angegeben)

www.pexels.com
www.pixabay.com
www.unsplash.com

Schaubilder/Illustrationen/Collagen (falls nicht extra angegeben)

Jakob Kandlbinder

Zeichnungen

Barbara Koch

Christa Thien

Der andere und der bessere Deutsche
Über die Rezeption der Wiedervereinigung in Filmen und Serien im Fernsehen in den frühen 90er Jahren

Dieses Buch beschäftigt sich mit der Aufarbeitung von Wende und Wiedervereinigung in den fiktionalen Erzählformen des Fernsehens und der damit verbundenen Ausdeutung der historischen Ereignisse.

Anhand ausgewählter Beispiele wird bei Vereinigungskomödien und Serien wie „Lindenstraße" und „Motzki" die frühe Rezeption analysiert. Dann wird eine Typologie ostdeutscher Figuren entworfen und ein Überblick über die zentralen Themen gegeben, die das öffentliche Meinungsbild beherrscht haben. Die im Einzelnen besprochenen Filmbeispiele sind im Anhang schriftlich fixiert.

Christa Thien: Der andere und der bessere Deutsche. Über die Rezeption der Wiedervereinigung in Filmen und Serien im Fernsehen in den frühen 90er Jahren; Münster 2008, zugl. Diss. phil., Univ. Münster 2007, br., 530 S., 4 Sw-Abb., Farbcover, Bibl., ISBN 978-3-933060-28-0, EUR 39,80

Jakob Kandlbinder

Halbstark und cool

Ausgewählte Jugendkulturen seit den 1950er Jahren

Dieses Buch widmet sich der Ausdifferenzierungen und Pluralisierungen von Jugendkulturen, deren gesellschaftliche Entstehungsbedingungen und die Wesensmerkmale bzw. die Gemeinsamkeiten der jeweiligen Mitglieder im Denken und Handeln erkundet werden. Es beleuchtet die historisch-gesellschaftlichen Ursprünge und kulturellen Trends. Schließlich analysiert es deren Wandlungs- und Veränderungsprozesse der vergangenen 50 Jahre, denn die Jugend bzw. Jugendkulturen der Gegenwart unterscheiden sich, obgleich (oder gerade weil) sie ihren Ursprung in den 50er und 60er Jahren haben, mittlerweile in vielen Aspekten deutlich von ihren damaligen Anfängen.

Jakob Kandlbinder: Halbstark und cool – Ausgewählte Jugendkulturen seit den 1950er Jahren, Münster 2010, (Dipl.-Arbeit 2003), Farbcover, br., Bibliogr., ISBN 978-3-933060-18-1, 120 S., EUR 12,-

Gewaltprävention Niederbayern

Angebote

Antigewaltindividualtraining für TäterInnen
Dieses Training ist ein Einzeltraining für Mehrfach- und IntensivtäterInnen von Gewalt, das aus theoretischen, praktischen und körperlichen Übungen (Rollenspiele, Paarübungen) besteht und zur Vorbeugung aggressiver Verhaltensweisen im Alltag bzw. zu deren Abbau dient.

Deeskalationstraining
MitarbeiterInnen sozialer oder schulischer Einrichtungen sind häufig mit gewalttätigen Situationen konfrontiert. Dieses Deeskaltions- und Konflikttraining, das aus theoretischen, praktischen und körperlichen Übungen (Rollenspiele, Paarübungen) besteht, soll die individuellen Handlungsmöglichen soweit erweitern, dass zukünftige Konflikte schnell und effektiv deeskaliert werden können.

Konflikttraining
Dieser Workshop soll Schülerinnen und Schülern dabei helfen, Alternativen zu vorwurfsvollen, beleidigenden und verletzenden Verhaltens- und Kommunikationsformen zu finden. So werden gewaltfreie und kreative Kommunikations- und Handlungsmöglichkeiten herausgearbeitet, um zukünftige Konflikte friedlich schlichten zu können.

Zivilcouragetraining
Dieses Training, das sich an Schulklassen, Multiplikatoren (LehrerInnen, SozialpädagogInnen o.Ä.) und Privatpersonen richtet, versucht durch praktische und körperliche Übungen (Rollenspiele, Paarübungen) die individuellen Handlungsmöglichkeiten soweit zu erweitern, dass in zukünftigen Nothilfelagen schnell und effektiv eingegriffen werden kann.

Selbstbehauptungstraining für Frauen
Viele Frauen werden Opfer von Straftaten gegen die sexuelle Selbstbestimmung. In diesem Training, das v.a. aus handlungsaktiven Übungen (Rollenspiele, Paarübungen) besteht, haben die Teilnehmerinnen die Möglichkeit, ein sinnvolles Verhalten in solchen Situationen praktisch zu erproben und ein-zuüben. Zukünftige Gefahrensituationen können so durch die neu erlernten Handlungsmöglichkeiten vermieden oder deeskaliert werden.

Kontakt
Jakob Kandlbinder
Bahnweg 3, 84347 Pfarrkirchen
Tel: 08561 988 70 54
kontakt@gewaltpraevention-niederbayern.de
www.gewaltpraevention-niederbayern.de

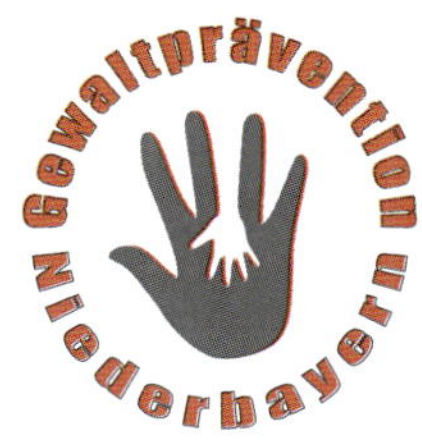